María del Pilar Díaz Martínez

Tratamiento fisioterapéutico mediante punción seca

María del Pilar Díaz Martínez

Tratamiento fisioterapéutico mediante punción seca

Miembro superior

Editorial Académica Española

Imprint

Any brand names and product names mentioned in this book are subject to trademark, brand or patent protection and are trademarks or registered trademarks of their respective holders. The use of brand names, product names, common names, trade names, product descriptions etc. even without a particular marking in this work is in no way to be construed to mean that such names may be regarded as unrestricted in respect of trademark and brand protection legislation and could thus be used by anyone.

Cover image: www.ingimage.com

Publisher:
Editorial Académica Española
is a trademark of
Dodo Books Indian Ocean Ltd. and OmniScriptum S.R.L publishing group

120 High Road, East Finchley, London, N2 9ED, United Kingdom
Str. Armeneasca 28/1, office 1, Chisinau MD-2012, Republic of Moldova, Europe
Printed at: see last page
ISBN: 978-613-9-43417-6

ÍNDICE

1. FUNDAMENTOS DE LA PUNCIÓN SECA (PS).

1.1. Consideraciones anatómicas para la PS.

La punción seca implica ciertos riesgos para diversas estructuras anatómicas, como órganos, nervios y vasos sanguíneos. Por ello, es fundamental que los profesionales tengan un sólido conocimiento anatómico tanto teórico como práctico para minimizar complicaciones (1, 2, 3, 4).

- Pleura y pulmones: El neumotórax es una complicación grave, aunque poco frecuente, de la PS. Se puede evitar si el fisioterapeuta aplica correctamente los conocimientos anatómicos. Es fundamental evitar dirigir la aguja hacia los pulmones o el espacio intercostal. Usar la técnica de palpación en pinza para puncionar músculos como el trapecio, pectorales y dorsal ancho, o dirigir la aguja hacia estructuras óseas, como costillas o escápula, para prevenir el acceso a la pleura.
- Vasos sanguíneos: Es crucial identificar y evitar los vasos sanguíneos. El conocimiento de la anatomía vascular permite al clínico evitar la punción de venas superficiales mediante inspección y palpación de las arterias mediante el pulso. Aplicar presión para asegurar la hemostasia tras la retirada de la aguja, especialmente en pacientes con trombocitopenia.
- Nervios: La introducción de la aguja cerca de los nervios requiere precaución para evitar lesiones. Si el paciente experimenta dolor agudo y eléctrico, la aguja podría haber tocado un nervio. Se debe evitar la zona cercana a la médula espinal y el área suboccipital debido a los riesgos de afectar el tronco encefálico.
- Órganos: El fisioterapeuta debe ser consciente de la ubicación de los órganos internos para evitar perforaciones. Por ejemplo, se corre riesgo al puncionar los músculos psoas mayor o cuadrado lumbar debido a la proximidad con el riñón, o al abordar los músculos abdominales cerca de los órganos peritoneales.
- Articulaciones: Es importante evitar la punción en las articulaciones, cápsulas o bolsas articulares, ya que puede provocar infecciones en estas estructuras sensibles.
- Prótesis y dispositivos implantados: Se debe evitar puncionar cerca de prótesis (miembros, fijaciones internas y externas) o dispositivos implantados (marcapasos, implantes mamarios o glúteos, etc.) para prevenir infecciones y daños a los dispositivos.

- Zonas patológicas: También es crucial evitar zonas afectadas por inflamaciones agudas, infecciones, venas varicosas, quistes, tumores o lesiones de la piel para evitar complicaciones adicionales.

Con estos conocimientos, los clínicos pueden minimizar los riesgos asociados a la PS, aplicando técnicas adecuadas y tomando las precauciones necesarias.

1.2. Efectividad terapéutica e indicaciones en la punción seca.

1.2.1. Efectividad terapéutica.

La clave para que la punción seca (PS) sea efectiva es un diagnóstico preciso de los puntos gatillo miofasciales (PGM) y del síndrome de dolor miofascial (SDM). Sin un diagnóstico adecuado, la PS puede ser insegura y generar resultados dudosos.

El primer ensayo clínico en el que se usó PS para tratar dolor musculoesquelético fue en 1941, aunque no se utilizó el término "punción seca" hasta 1947. Este estudio comparó tres grupos de pacientes con dolor lumbar, uno recibió novocaína, otro paciente solución salina y el último solo la punción. Sorprendentemente, los resultados fueron similares en todos los grupos, sugiriendo que la aguja en sí misma tenía un efecto terapéutico. Desde entonces, múltiples estudios han demostrado la efectividad de la PS, similar a la de las infiltraciones con anestésicos. Investigaciones posteriores, como la de Hong en 1994, confirmaron que tanto la PS como la infiltración de lidocaína son efectivas cuando se provocan respuestas de espasmos locales (REL), aunque la PS que provoca REL resulta más efectiva que la infiltración sin ellas (5).

A pesar de la evidencia clínica a favor de la PS en numerosas afecciones, como dolor miofascial, dolores cervicales y lumbares, cefaleas, migrañas y más, se necesita más investigación. Las revisiones sistemáticas indican que la PS es eficaz, pero aún no se ha demostrado superioridad frente a un placebo, lo que plantea desafíos en el diseño de estudios controlados a doble ciego. Aunque existen agujas placebo, éstas pueden generar una estimulación fisiológica que complica la evaluación de su verdadero efecto placebo. En un esfuerzo por abordar estos desafíos, algunos estudios recientes han aplicado tratamientos bajo anestesia para garantizar un adecuado enmascaramiento, obteniendo resultados prometedores. La evidencia actual respalda cada vez más el uso de la PS, especialmente para el alivio inmediato del dolor en pacientes con SDM, aunque se recomienda continuar investigando (6, 7, 8).

1.2.2. Indicaciones en la punción seca.

Las indicaciones de la punción seca (PS) se refieren a las condiciones en las que esta técnica ha demostrado ser efectiva o se sugiere su uso. Entre las principales indicaciones están (6, 7, 8):

- Dolor miofascial: Dolor causado por la presencia de puntos gatillo miofasciales (PGM) en músculos.
- Dolor de hombro: Incluyendo dolor en hemiparesias, síndrome subacromial crónico (impingement), y capsulitis adhesiva.
- Dolor lumbar y cervical crónico: Asociado a radiculopatías cervicales o lumbares y síndrome de latigazo cervical.
- Cefaleas y migrañas: Para el tratamiento de cefaleas tensionales y migrañas crónicas.
- Dolor postquirúrgico: En casos de dolor crónico postoperatorio en el tórax o rodillas.
- Síndrome del túnel carpiano y otros atrapamientos nerviosos.
- Tendinopatías: Dolor causado por inflamación o degeneración de tendones.
- Fascitis plantar: Dolor crónico en la planta del pie.
- Dolor pélvico crónico: Asociado a condiciones musculares.
- Síndrome del piriforme y ciáticas: Dolor irradiado en la pierna.
- Espasticidad muscular: En pacientes con parálisis cerebral o lesiones medulares incompletas.
- Dolor de miembro fantasma: En pacientes post-amputación.
- Disfunción temporomandibular: Dolor y disfunción en la articulación mandibular.

Estas indicaciones se basan en estudios clínicos y observaciones sobre la capacidad de la punción seca para desactivar PGM y reducir el dolor en diversas áreas del cuerpo.

1.3. Precauciones en la PS.

Los peligros asociados a la punción seca (PS) son raros y su probabilidad es baja, especialmente si se toman las precauciones adecuadas. Sin embargo, es fundamental que el fisioterapeuta evalúe los riesgos frente a los beneficios de la técnica, utilizando su juicio clínico en cada caso. Se debe considerar la posibilidad de un tratamiento no invasivo para alcanzar los objetivos deseados. A continuación, se exponen precauciones que se deben tener en cuenta (9, 10, 11).

1.3.1. Dolor.

El dolor es uno de los efectos adversos más comunes durante el tratamiento de los puntos gatillo mediante PS. Este dolor puede ser intenso cuando se provoca una respuesta de espasmo local al insertar la aguja. Aunque un estudio indica un dolor medio en la escala visual analógica (EVA) de 5,25, las experiencias clínicas sugieren que muchas veces el dolor puede superar los 7 puntos. El dolor pospunción puede ser significativo, pero generalmente es temporal y remite en pocas horas. Se debe diferenciar entre el dolor pospunción y el dolor referido que el paciente ya experimentaba. En investigaciones, se ha encontrado que casi todos los pacientes sometidos a PS reportan algún dolor pospunción, aunque este suele ser considerado más tolerable en comparación con el dolor previo. La mayoría de estos síntomas son transitorios y no suelen causar complicaciones serias (9, 10, 11).

1.3.2. Problemas con las agujas

El uso de agujas en PS puede conllevar complicaciones como doblarse, atascarse, romperse o perderse. Estos problemas son relativamente comunes, pero generalmente tienen consecuencias menores. La rotura o el olvido de agujas son menos frecuentes, aunque pueden tener consecuencias graves. Para evitar que las agujas se atasquen o doblen, es crucial que el fisioterapeuta mantenga un buen control y tenga una buena técnica. En casos raros, puede haber incidentes de agujas olvidadas en el paciente, lo que podría acarrear riesgos, por lo que es recomendable llevar un conteo preciso de las agujas utilizadas (9, 10, 11).

1.3.3. Neumotórax.

El neumotórax es una complicación grave, aunque rara, que puede surgir de la acupuntura o la PS. Consiste en la acumulación de aire en la cavidad pleural, lo que puede llevar al colapso pulmonar. Aunque es un riesgo potencial, su ocurrencia es poco común y generalmente puede prevenirse mediante el conocimiento anatómico adecuado y técnicas de punción cuidadosas. Se aconseja evitar realizar punciones profundas en ambos lados del tórax en una misma sesión y considerar el uso de ecografía o técnicas manuales alternativas si hay dudas sobre la ejecución segura de la PS. La formación continua y la atención a la técnica son esenciales para minimizar estos riesgos (9, 10, 11).

1.3.4. Lesiones vasculares en PS.

La punción seca es una técnica que, aunque efectiva para el tratamiento de diversas afecciones musculares, conlleva el riesgo de causar lesiones vasculares. La comprensión de la anatomía del sistema vascular es esencial para evitar complicaciones. Al comenzar el procedimiento, el fisioterapeuta debe tener en cuenta la ubicación de los vasos principales y, en la medida de lo posible, palpar los pulsos. Sin embargo, algunos vasos periféricos son difíciles de identificar, lo que puede complicar la técnica. Cuando una aguja perfora un vaso sanguíneo, el paciente suele sentir una sensación de pinchazo o escozor, diferente a la punción en el tejido muscular. Aunque estas lesiones pueden pasar desapercibidas, pueden resultar en hemorragias graves. Las complicaciones más comunes incluyen el sangrado y la formación de hematomas. Aunque estas son consideradas efectos adversos menores, sus implicaciones pueden ser significativas. Es fundamental distinguir entre el sangrado que ocurre en el tejido muscular y el sangrado superficial que afecta los vasos a nivel cutáneo y subcutáneo. El primero puede llevar a alteraciones en el pH local, afectando la función muscular y provocando molestias adicionales. Para manejar cualquier sangrado que surja, el terapeuta debe aplicar una presión firme sobre el sitio de punción, manteniéndola durante al menos 3 a 10 minutos, especialmente si se sospecha que un vaso ha sido perforado (9, 10, 11, 12, 13).

Los pacientes con enfermedades vasculares o aquellos que reciben tratamiento anticoagulante deben ser monitoreados con particular atención, ya que son más propensos a sufrir complicaciones. En estos casos, se deben adoptar técnicas menos invasivas y extremar las precauciones, manteniendo presión hemostática adecuada tras el procedimiento. A pesar de que las complicaciones severas, como los pseudoaneurismas o los síndromes compartimentales, son raras, el conocimiento anatómico detallado y la aplicación cuidadosa de las técnicas pueden ayudar a prevenir estas situaciones (9, 10, 11, 12, 13).

1.3.5. Lesiones nerviosas en la PS para el sistema nervioso periférico (SNP).

Además de las lesiones vasculares, las lesiones nerviosas representan un riesgo significativo en la punción seca. Para evitar estas complicaciones, es vital que el fisioterapeuta tenga un entendimiento claro de la anatomía y los trayectos de los nervios periféricos. Algunas áreas de riesgo incluyen músculos cercanos a estructuras nerviosas, como el piriforme y el iliopsoas. Una de las precauciones clave es no insertar la aguja hasta el mango, ya que la parte más cercana a la piel es la más frágil y puede causar complicaciones si se acerca a un nervio. La inserción de la aguja debe realizarse de manera lenta y cuidadosa, observando cualquier señal que el paciente pueda proporcionar. Si el paciente informa de una sensación eléctrica o punzante, esto puede indicar que se ha pinchado un nervio. En tal caso, es crucial retirar la aguja y cambiar la dirección de la inserción (9, 10, 11, 12, 13).

El uso de la ecografía puede ser particularmente beneficioso en la identificación de estructuras nerviosas y en la minimización del riesgo de punciones accidentales. Aunque las complicaciones graves por punción de nervios son raras, se han documentado casos de neuroparálisis y otras reacciones adversas. Estudios han mostrado que entre los pacientes tratados, se han reportado reacciones leves, como hormigueo y parestesia. Afortunadamente, la mayoría de estos casos son manejables, y los pacientes tienden a recuperarse sin complicaciones significativas. Para mitigar el riesgo de lesiones nerviosas, es crucial que el fisioterapeuta actúe con precaución, ajustando su técnica según las sensaciones reportadas por el paciente durante el procedimiento (9, 10, 11, 12, 13).

1.3.6. Lesiones nerviosas en la PS para el sistema nervioso central (SNC).

Las lesiones nerviosas representan una de las complicaciones más críticas en la práctica de la punción seca, especialmente cuando se trata de áreas cercanas al sistema nervioso central. La protección de la médula espinal es esencial, especialmente al trabajar con la musculatura paravertebral profunda o en los músculos del raquis cervical. Para minimizar el riesgo de contacto con la médula espinal durante la punción seca, se deben seguir varias recomendaciones (9, 10, 11, 12, 13):

- Longitud de la aguja: Es importante utilizar agujas de longitud adecuada. Se recomiendan agujas de 40 mm para las regiones cervical y torácica, y de 50 mm para las regiones lumbar y sacra.
- Ángulo de inserción: Al realizar punciones en la musculatura paravertebral profunda, la aguja debe insertarse entre 1 cm y 1,5 cm de la línea de las apófisis espinosas, con una inclinación craneocaudal de aproximadamente 10° a 15° a lo largo de la columna vertebral. Esto evita que la aguja atraviese los espacios intervertebrales o las articulaciones facetarias, reduciendo el riesgo de hematomas epidurales o subdurales.
- Referencia ósea: Se debe buscar el contacto con la lámina vertebral, que actúa como una barrera frente al canal medular. Esto ayuda a confirmar que se han atravesado los diferentes estratos de los músculos transversoespinosos. Si la aguja se introduce más allá de las distancias esperadas respecto al hueso, se debe ajustar la dirección de la punción.
- Precauciones en el triángulo suboccipital: En esta área, delimitada por los músculos recto posterior mayor de la cabeza y los oblicuos superior e inferior, es vital ser especialmente cuidadoso. Al trabajar en esta zona o por encima del nivel de C2, la arteria vertebral se encuentra expuesta y desprotegida.
- Sensaciones del paciente: Durante la inserción de la aguja, es crucial realizar una entrada lenta. Se debe informar al paciente que debe avisar si siente una sensación eléctrica, lo que puede indicar un contacto con un nervio.

Aunque las reacciones adversas graves por contacto con el sistema nervioso central son poco frecuentes, existen casos documentados. Un estudio por Ernst et al. reportó seis eventos adversos, incluyendo (14, 15):

- Lesión en la médula espinal cervical, que resultó en un déficit permanente.
- Hemorragia subaracnoidea sin información sobre tratamiento o recuperación.
- Hematoma epidural que se recuperó completamente.
- Tres casos relacionados con fragmentos de agujas rotas que causaron complicaciones que se resolvieron quirúrgicamente.
- Peuker et al. revisaron la literatura y encontraron diez casos de lesiones en la médula espinal o raíces nerviosas, así como casos de aracnoiditis y

hemorragias subaracnoideas durante sesiones de acupuntura. En su revisión, no se encontraron lesiones en la arteria vertebral.

Las posibilidades de provocar lesiones en el sistema nervioso central son remotas si se siguen las recomendaciones de seguridad, que incluyen una entrada lenta de la aguja y una elección adecuada de la longitud de la misma, además de mantener los ángulos de inclinación sugeridos y evitar la punción por encima de C2.

1.3.7. Lesiones viscerales en PS.

La lesión visceral más común en la punción seca es el neumotórax. Algunos músculos se encuentran próximos a vísceras abdominales, lo que puede provocar lesiones involuntarias al tratar músculos como el psoas, el cuadrado lumbar o la musculatura abdominal. Aunque estos eventos son poco frecuentes, se han documentado algunos como (13, 14, 15):

- Un fragmento de aguja alojado en el riñón.
- Un hematoma retroperitoneal.
- Una complicación renal tras una lesión en la vejiga urinaria.
- Un caso de pancreatitis debido a una punción directa.

Además de los riesgos asociados al neumotórax, existe el potencial de lesiones más graves, como el taponamiento cardíaco. Este último implica la acumulación de sangre o líquido en el espacio entre el miocardio y el pericardio, lo que puede comprometer la función cardíaca y ser fatal si no se actúa rápidamente. En algunos casos, la aguja ha atravesado el esternón debido a una malformación conocida como foramen esternal, presente en el 5-8% de la población.

Para evitar complicaciones viscerales, es fundamental tener un buen conocimiento de la anatomía de la zona y adoptar medidas asépticas rigurosas. Aunque hay pocos casos documentados de lesiones viscerales significativas, es esencial estar consciente del riesgo de infección, que es la complicación más común en este contexto.

1.3.8. Infecciones.

El riesgo de infección en la punción seca es considerable, tanto para el paciente como para el fisioterapeuta, en caso de una punción accidental con una aguja utilizada. Aunque el riesgo de infección es generalmente bajo, es crucial seguir protocolos adecuados para minimizar este riesgo.

Si tenemos en cuenta el riesgo de infección para el paciente al introducir una aguja en el cuerpo, existe un riesgo inherente de infección. Se estima que en cada centímetro cuadrado de piel habitan alrededor de 1.000 bacterias, siendo más numerosas en los conductos y glándulas subyacentes. Sin embargo, estas bacterias tienen un escaso potencial para causar infecciones, como se ilustra en el trabajo de Dann (68), que no reportó infecciones tras más de 5.000 inyecciones sin preparación de la piel. Wit et al (69). documentaron infecciones locales en un 0,014% de los 230.000 pacientes estudiados. En la revisión de Ernst et al., se registraron 38 infecciones graves, especialmente artritis sépticas y abscesos del psoas, todas tratadas satisfactoriamente. Zhang et al (70). reportaron casos de infecciones bacterianas y víricas, enfatizando que estas se deben generalmente a malas prácticas, como el uso de agujas reutilizadas y mal esterilizadas.

Para prevenir infecciones en el fisioterapeuta debido a punciones accidentales, se deben considerar (14, 15, 16):

- Manejo cuidadoso de la aguja: Evitar reinsertar la aguja en el tubo guía de manera insegura y tener cuidado al realizar punciones en pinza.
- Desecho seguro: Tener cuidado al desechar agujas en contenedores específicos para evitar punciones accidentales.

Siguiendo estas pautas, se puede reducir significativamente el riesgo de complicaciones asociadas con la punción seca, tanto para el paciente como para el fisioterapeuta.

Para minimizar el riesgo de infección, se deben tomar las siguientes precauciones (17, 18, 19):

- Lavado de manos: Antes de realizar la punción, es crucial lavarse las manos meticulosamente con agua y jabón o una solución hidroalcohólica, incluso si se utilizan guantes.
- Desinfección del área: Aunque no hay consenso sobre su eficacia, se recomienda limpiar la zona de punción con alcohol de 70° para reducir el número de gérmenes.
- Uso de agujas estériles: Las agujas deben ser estériles y de un solo uso. Nunca deben reutilizarse para diferentes tratamientos, incluso si se trata del mismo paciente.

- Manejo cuidadoso de la aguja: Manipular la aguja desde el mango y evitar tocar la parte que entrará en contacto con el paciente, a menos que sea absolutamente necesario.
- Desecho adecuado de agujas: Las agujas deben depositarse en un contenedor específico para material biocontaminado y reemplazarse cuando se alcance el límite indicado.
- Uso de guantes: Se recomienda el uso de guantes de látex o nitrilo, ya que reducen la posibilidad de contagio en caso de punción accidental.

1.3.9. Reacciones vegetativas.

Las reacciones vegetativas son comunes tras la punción y pueden incluir síncope vasovagal, que es el efecto adverso más habitual. Se producen más frecuentemente cuando el paciente está en posición erguida. Otros síntomas incluyen mareos, sudoración, taquicardia, y cambios en la presión arterial. Realizar la punción en decúbito es fundamental para prevenir el síncope y minimizar el riesgo de lesiones en caso de desmayo (18, 19).

1.3.10. Punción en embarazo.

Se debe ser muy cuidadoso al realizar punciones en mujeres embarazadas debido a la posibilidad de aborto espontáneo y las percepciones erróneas de causalidad por parte de la paciente o familiares. Se recomienda evitar técnicas invasivas y optar por métodos menos agresivos, a menos que sean necesarias. No hay evidencia científica que respalde la existencia de "puntos prohibidos" en la acupuntura que podrían inducir aborto. Sin embargo, se deben considerar los riesgos (17, 18, 19).

1.3.11. Accidentes con las agujas en PS.

En la práctica de la PS, pueden ocurrir diversos accidentes con las agujas, y es crucial conocer cómo manejarlos de manera adecuada. A continuación, se describen los accidentes más comunes y sus respectivas maniobras de manejo (14, 15, 16, 17):

- Aguja doblada: La aguja puede doblarse si el paciente realiza una contracción muscular intensa mientras la aguja está insertada. Debemos retirar la aguja hasta el tejido subcutáneo. Verificar si la aguja está doblada, si es así, desecharla adecuadamente para evitar riesgos de inserción indeseada o ruptura.

- Aguja atascada: La aguja puede atascarse en la piel o el músculo. Para su manejo debemos pedir al paciente que se relaje lo más posible, intentar extraer la aguja cada 10-15 segundos, dar suaves golpes en la piel alrededor de la aguja y rascar el mango de la aguja con la uña y tratar de extraerla lentamente. Si la aguja está muy fija, intentar pellizcar el pliegue de piel donde está inserta, para liberarla un poco más y luego intentar extraerla. Si la aguja se atasca debido a un espasmo muscular, se pueden insertar dos agujas superficiales a ambos lados para ayudar a liberar el espasmo.
- Aguja despuntada: Desechar la aguja de inmediato, ya que puede incrementar el dolor durante su manipulación.
- Aguja rota: Informar al paciente que se mantenga tranquilo para evitar que la aguja penetre más profundamente. Marcar un círculo alrededor del sitio de inserción para tener una referencia. Si hay un trozo de aguja expuesto, intentar extraerlo con pinzas. Si no hay fragmentos expuestos, aplicar presión en la piel circundante para facilitar la extracción con pinzas. Si no se puede extraer en consulta, se requerirá atención médica especializada para la extracción quirúrgica.
- Consideraciones importantes:
  - Calidad de las agujas: Siempre usar agujas con el sello de calidad de la Comunidad Europea.
  - Longitud de inserción: Mantener siempre un margen de 0,5 cm a 1 cm de aguja fuera de la piel para facilitar su extracción en caso de emergencia.

Estos accidentes pueden ser graves, por lo que es fundamental que los fisioterapeutas que practiquen punción seca estén bien informados y preparados para manejarlos adecuadamente.

1.4. Contraindicaciones en la PS.

Es fundamental conocer las contraindicaciones absolutas y relativas, así como las precauciones especiales en la práctica de la PS. Se debe realizar una evaluación completa del paciente para detectar posibles riesgos y enfermedades que puedan influir en el tratamiento. La PS debe evitarse en las siguientes situaciones (20, 21, 22, 23):

- Contraindicaciones absolutas:
  - Fobia a las agujas.
  - Rechazo del paciente por temor o creencias.

- Incapacidad para dar consentimiento (problemas cognitivos, de comunicación o relacionados con la edad).
- Emergencias médicas o condiciones agudas.
- Áreas con linfedema, debido al mayor riesgo de infección.
- Otras razones médicas que desaconsejan la PS.

- Contraindicaciones relativas

Una vez descartadas las absolutas, el clínico debe evaluar si el tratamiento es adecuado, considerando la historia clínica y los posibles beneficios frente a los riesgos. Algunas contraindicaciones relativas incluyen:

- Tendencia a hemorragias: Pacientes con hemofilia, trombocitopenia o en tratamiento anticoagulante requieren atención especial.
- Compromiso del sistema inmunitario: Aquellos con enfermedades inmunosupresoras (VIH, cáncer, etc.) o en tratamiento inmunosupresor presentan mayor riesgo de infección.
- Enfermedades vasculares: Pueden predisponer a hematomas, hemorragias e infecciones.
- Diabetes: Afecta la capacidad de regeneración y la circulación, aumentando el riesgo de infecciones y dificultando la cicatrización.
- Embarazo: Se debe proceder con cautela, especialmente en el primer trimestre, debido a los riesgos potenciales.

- Otras precauciones especiales:
- Niños: Es necesario el consentimiento de padres o tutores, y se debe evitar la PS profunda en menores de 13-15 años.
- Pacientes debilitados o frágiles: Pueden no tolerar adecuadamente el tratamiento.
- Epilepsia: Los pacientes no deben ser dejados sin supervisión mientras tienen las agujas puestas.
- Estado psicológico: La ansiedad o el estrés pueden interferir con la tolerancia al tratamiento.
- Alergias: Especialmente a los metales de las agujas (níquel, cromo) o al látex de los guantes.
- Uso de medicamentos: Deben tenerse en cuenta aquellos que puedan afectar el sistema inmunológico, la coagulación o la estabilidad emocional del paciente.

En caso de duda sobre la idoneidad del paciente, el tratamiento debe ser reconsiderado o descartado para evitar riesgos.

1.5. Condiciones de seguridad.

La punción seca (PS) es un procedimiento invasivo utilizado en la fisioterapia y otras disciplinas para tratar el dolor y la disfunción muscular. Sin embargo, al ser un tratamiento que implica la inserción de agujas en los tejidos, conlleva riesgos que son diferentes de los asociados a terapias no invasivas. Por lo tanto, este apartado se centrará en la seguridad de la punción seca, abordando las consideraciones necesarias para garantizar la salud tanto de los pacientes como de los profesionales de la salud involucrados en su aplicación. La PS puede dividirse en dos categorías: la punción seca superficial (PSS) y la punción seca de los puntos gatillo (PSPG). Cada una de estas técnicas tiene sus propias particularidades y riesgos asociados. Es fundamental que tanto los profesionales de la salud como los pacientes comprendan la naturaleza de estos riesgos. De acuerdo con la Organización Mundial de la Salud (OMS), el bienestar del paciente es la máxima prioridad, pero también es crucial cuidar la salud y la seguridad de los profesionales y otras personas que puedan estar implicadas en el tratamiento (24, 25, 26).

Los riesgos asociados a la PSPG son significativos y pueden incluir hematomas, neumotórax, infecciones, lesiones en tejidos internos y hemorragias. El término "efecto adverso" (EA) se utiliza para describir cualquier efecto negativo que pueda surgir de un tratamiento, independientemente de su gravedad. La clasificación de los EA puede variar desde leves, que son breves y reversibles, hasta graves, que pueden requerir hospitalización o resultar en discapacidades significativas o incluso la muerte del paciente. Aunque la literatura científica aún carece de estudios exhaustivos sobre los EA específicos de la PSPG, la experiencia clínica sugiere que los efectos adversos graves son infrecuentes. Sin embargo, es esencial que se realicen más investigaciones para cuantificar estos riesgos y proporcionar una base sólida para el consentimiento informado de los pacientes (24, 25, 26).

Varios estudios han investigado la seguridad de la acupuntura y han encontrado que, aunque existen efectos adversos, la incidencia de eventos graves es baja. Por ejemplo, un estudio que analizó 32.000 tratamientos realizados por fisioterapeutas y médicos británicos encontró que la mayoría de los efectos adversos eran de baja gravedad y frecuentemente reversibles. Otros estudios han mostrado una frecuencia similar de efectos adversos en grandes cohortes de pacientes que recibieron tratamiento de acupuntura, destacando que la hemorragia y el dolor en la zona de punción son los efectos adversos más comunes (24, 25, 26).

Sin embargo, es importante que los profesionales de la salud estén al tanto de los riesgos y efectos adversos potenciales asociados con cualquier técnica que utilicen, incluida la PSPG. La formación continua y la educación sobre anatomía y técnicas de punción son cruciales para minimizar el riesgo de complicaciones. Los fisioterapeutas deben ser proactivos en la identificación de posibles efectos adversos y en la educación del paciente sobre estos riesgos. Esto incluye la importancia del consentimiento informado, donde los pacientes deben ser informados no solo sobre los beneficios del tratamiento, sino también sobre los posibles efectos adversos (24, 25, 26).

1.5.1. Higiene de manos.

La punción seca (PS) es un procedimiento de carácter invasivo que conlleva ciertos riesgos, entre ellos, el de infecciones asociadas a la atención sanitaria. Los agentes causantes de estas infecciones son diversos e incluyen bacterias como Staphylococcus y E. coli, virus como los de las hepatitis B y C, el virus de la inmunodeficiencia humana (VIH), hongos como la Candida albicans, protozoos como toxoplasma y priones que pueden causar enfermedades como la de Creutzfeldt-Jakob (27).

Para comprender mejor la transmisión de enfermedades infecciosas, es útil referirse al concepto de cadena de infección, que está constituido por seis elementos esenciales: un agente infeccioso, un reservorio (el área donde se encuentra el agente), una puerta de salida (el medio a través del cual el agente abandona al infectado), un medio de transmisión, una puerta de entrada (el modo en que el agente ingresa al nuevo huésped) y, por último, un huésped susceptible que puede ser infectado. Este modelo es fundamental para desarrollar estrategias efectivas de prevención (27, 28).

Las precauciones estándar, elaboradas y publicadas por los centros para el control y la prevención de enfermedades son un conjunto de directrices clínicas diseñadas para prevenir la transmisión de agentes infecciosos. Su principal objetivo es interrumpir la cadena de infección, enfocándose en el modo de transmisión, la puerta de entrada y el huésped susceptible. Estas precauciones requieren que los profesionales de la salud asuman que cualquier persona puede estar potencialmente infectada o colonizada por microorganismos que pueden ser transmitidos en el contexto asistencial. Por lo tanto, deben aplicar una serie de prácticas laborales para minimizar el riesgo de contaminación. Entre estas prácticas, se incluyen aspectos críticos como la higiene de las manos, el uso de guantes, la adecuada preparación de la piel, el manejo seguro de agujas y desechos médicos, así como la prevención de lesiones por punción (28).

La higiene de las manos es considerada la intervención más importante para prevenir la transmisión de infecciones. Las recomendaciones relacionadas con esta práctica han sido clasificadas en tres categorías, según el nivel de evidencia que las respalda (29):

- La categoría I se refiere a evidencias sólidas apoyadas por estudios experimentales, clínicos o epidemiológicos.
- La categoría II incluye resultados sugestivos de estudios clínicos o epidemiológicos.
- La categoría III se basa en recomendaciones de expertos asistenciales basadas en su experiencia.

Para llevar a cabo una higiene de manos efectiva, es fundamental que las uñas estén cortas y perfectamente cuidadas. Se deben evitar las uñas postizas, los extensores y el uso de barniz o pintura de uñas. Además, es recomendable retirar cualquier tipo de joya o bisutería de las manos y muñecas, salvo la alianza, y las mangas de las camisas deben ser cortas o recogidas. La descontaminación de las manos se realiza preferentemente con un jabón adecuado y agua, aunque si las manos están visiblemente limpias de contaminantes, se puede optar por un gel o solución alcohólica apropiada. Se recomienda la descontaminación de las manos en varias situaciones específicas, como cuando están visiblemente sucias, antes y después de cada contacto con un paciente, al inicio y final de cada turno de trabajo, tras quitarse los guantes, al abandonar un área contaminada, después de usar equipos o materiales sucios, tras realizar funciones corporales personales y antes de manipular alimentos (28, 29).

La atención a la técnica de descontaminación de manos es crucial, ya que, a pesar de su aparente sencillez, es común que los profesionales de la salud apliquen técnicas incorrectas. El lavado de manos con jabón convencional puede eliminar la suciedad visible, pero suele ser menos efectivo para prevenir la actividad de microorganismos. Por otro lado, las soluciones alcohólicas para el lavado de manos han demostrado ser más eficaces en este sentido. Los jabones antimicrobianos resultan ser más eficaces que los convencionales, logrando una reducción estadísticamente significativa en la actividad microbiana. Sin embargo, el uso de alcohol en geles es superior a los jabones antimicrobianos o suaves sin alcohol (30, 31).

Las recomendaciones para un lavado adecuado de manos con jabón son las siguientes: primero, se deben mojar las manos con agua; luego, aplicar una cantidad adecuada de jabón según lo indicado por el fabricante; frotar vigorosamente las manos durante al menos 15 segundos, asegurándose de cubrir todas las superficies de manos y dedos; enjuagar las manos con agua; secar con una toalla de papel desechable de buena calidad; usar la toalla para cerrar el grifo y desecharla en un cubo con pedal; y evitar el uso de agua caliente, ya que puede aumentar la sequedad de la piel y contribuir a la dermatitis (30, 31).

Alternativamente, las manos pueden descontaminarse con una solución alcohólica o gel de manos, siempre y cuando estén visiblemente limpias. Sin embargo, es importante tener en cuenta que el material orgánico puede inactivar estas soluciones, por lo que si las manos están sucias, deben lavarse previamente. Se recomienda que la solución alcohólica tenga una concentración de aproximadamente 70% de isopropanol, etanol o n-propanol, ya que concentraciones más altas pueden incrementar el riesgo de sequedad y dermatitis. Se sugiere que se lave las manos con jabón cada 5-10 aplicaciones de gel alcohólico para reconstituir los emolientes de la piel (30, 31).

Dado que los profesionales de la salud pueden realizar hasta 30 lavados de manos en un solo turno de trabajo, existe un riesgo significativo de irritación cutánea y dermatitis. La dermatitis por irritación es una respuesta inflamatoria no inmunológica de la piel a un agente externo, que puede hacer que esta sea más susceptible a la colonización por microorganismos. Por lo tanto, la prevención y tratamiento de todas las formas de dermatitis son cruciales para la seguridad tanto de los pacientes como de los profesionales de la salud. Para prevenir la dermatitis laboral en el contexto asistencial, se recomienda seguir las instrucciones del fabricante sobre el uso de productos para la higiene de las manos, elegir productos con un bajo potencial irritante y usar emolientes siempre que sea posible. También es importante prestar atención a la retroalimentación de los profesionales sobre los productos que utilizan, así como emplear lociones adecuadas para las manos que ayuden a mantener la hidratación y restaurar los lípidos de la piel (27, 28, 29).

1.5.2. Guantes.

El uso de guantes es esencial en la punción seca, debido a que previenen el contacto con sangre y otros fluidos corporales, especialmente ante el riesgo frecuente de hemorragia. Aunque algunos argumentan que los guantes pueden afectar la sensibilidad del tacto, su uso es obligatorio según las regulaciones, y deben ser desechables tras cada uso. En el caso de alergias al látex, se prefieren guantes de nitrilo. Además, tras su retirada, es necesario lavar las manos para evitar la proliferación de bacterias. La desinfección de la piel del paciente antes de la punción generalmente no es necesaria si está visiblemente limpia, siguiendo las recomendaciones de la OMS. Sin embargo, en algunos países se requiere el uso de desinfectantes, como alcohol isopropílico, especialmente en áreas con mayor riesgo de acumulación de humedad. Para pacientes inmunocomprometidos, se recomienda una preparación más rigurosa con soluciones desinfectantes específicas, como el yodo al 2% en alcohol. Las agujas y otros residuos médicos deben eliminarse conforme a las normativas locales, utilizando contenedores especiales de instrumentos cortantes. Estos deben estar fácilmente accesibles durante el procedimiento, pero fuera del alcance de los niños, y no deben llenarse por encima de la línea de seguridad para evitar accidentes (30, 31, 32, 33).

Las lesiones por punción (LP) son un riesgo común para los profesionales de la salud. Estas lesiones pueden transmitir patógenos peligrosos como el VIH y los virus de hepatitis B y C. Aunque el riesgo es menor con agujas de filamento sólido, es crucial mantener prácticas adecuadas de higiene y eliminación de desechos. En caso de una LP, se debe lavar la herida inmediatamente, notificar el incidente y buscar atención médica. Para prevenir estas lesiones, los profesionales deben controlar el uso y eliminación de agujas de manera cuidadosa, evitar interrupciones y trabajar en condiciones óptimas. Además, deben estar vacunados contra hepatitis A y B. No solo los profesionales, sino también los pacientes y sus familiares están en riesgo si las agujas no se eliminan adecuadamente, por lo que es esencial mantener un entorno seguro (30, 31, 32, 33).

1.5.3. Seguridad durante el procedimiento.

La punción seca (PS) es un procedimiento invasivo que puede estar asociado a efectos adversos. La educación del paciente y una buena comunicación con el clínico son esenciales para una práctica segura y efectiva. El dolor tras la punción seca, conocido como molestias tras el tratamiento (MTT), es común y puede durar de 1 a 4 días. Estas molestias son más frecuentes en la punción seca profunda de puntos gatillo (PSPG) y menos probables en la punción superficial (PSS). Los pacientes deben ser informados sobre estas posibles molestias para evitar preocupaciones innecesarias. Es importante comunicar con el paciente para ajustar el tratamiento según su tolerancia. Si el paciente experimenta un dolor persistente y agudo durante la inserción de la aguja, esta debe ser retirada y reposicionada en un área cercana. El dolor agudo o eléctrico puede indicar que la aguja ha tocado un nervio o vaso sanguíneo, en ese caso, se debe retirar inmediatamente y aplicar presión para controlar posibles hemorragias (26, 34).

El hematoma es un efecto adverso frecuente. Para reducir su aparición es fundamental evitar la punción en vasos sanguíneos y aplicar presión manual tras la retirada de la aguja. En caso de hemorragia en la piel, se debe usar presión y aplicar hielo si es necesario. El desmayo puede ocurrir durante el tratamiento debido a factores como dolor, estrés o fobia a las agujas. Para prevenirlo debemos tratar al paciente en posición tumbada. Mantener una comunicación constante y evitar técnicas agresivas. Si el paciente muestra signos de mareo o sudoración, se debe extraer la aguja y considerar elevar las piernas (26, 34).

Aunque el riesgo de infección es bajo, es importante seguir protocolos de higiene estricta. El área de punción debe ser inspeccionada antes y después del tratamiento para identificar posibles signos de infección (dolor, enrojecimiento, fiebre, etc.). En punciones cercanas al tórax, existe un riesgo bajo pero potencial de neumotórax. Si se sospecha, el paciente debe ser llevado al servicio de urgencias. Algunos pacientes pueden experimentar fatiga o somnolencia tras la PS. Se les debe advertir que no conduzcan ni manejen maquinaria hasta que desaparezcan estos síntomas (26, 34).

2. TÉCNICAS DE PUNCIÓN SECA.

2.1. Clasificación y modalidades de la PS.

La punción seca (PS) es una técnica que se utiliza para tratar los puntos gatillo miofasciales (PGM) y tiene diferentes modalidades. Estas pueden clasificarse en función de varios criterios, como la herramienta empleada, el tipo de estimulación, la profundidad de la inserción de la aguja, el modelo conceptual en el que se basa la técnica o el profesional que la realiza. Sin embargo, el criterio más comúnmente usado es la profundidad de la aguja en relación con el PGM. Existen dos grandes categorías: la punción seca superficial (PSS) y la punción seca profunda (PSP). En la PSS, la aguja no llega a penetrar el PGM, mientras que en la PSP la aguja lo atraviesa. Con respecto a las modalidades las más conocidas son:

Para la PSS es la técnica de Peter Baldry, en la que la aguja se inserta en los tejidos subcutáneos sin llegar al PGM. Esta técnica demostró su efectividad en la reducción del dolor y la hiperalgesia asociada con los PGM, incluso en músculos profundos. Se caracteriza por dejar la aguja en la piel durante 30 segundos, y si el dolor persiste, se puede extender el tiempo de inserción o aplicar estimulación adicional (4, 35, 36).

Otra técnica es la punción subcutánea de Fu, que requiere agujas específicas y busca movilizar la aguja en el tejido subcutáneo a cierta distancia del PGM. Este movimiento se repite varias veces, y el catéter que se usa puede dejarse dentro del cuerpo durante varias horas (35, 36, 37, 38, 39).

En cuanto a la PSP, destaca la técnica de entrada y salida rápidas de Hong, que busca provocar respuestas de espasmo local (REL) insertando y retirando la aguja rápidamente del PGM. Las REL son un indicador de eficacia en el tratamiento, y el número de inserciones depende de la tolerancia del paciente (35, 36, 37, 38, 39).

Otra técnica que podemos encontrar es la estimulación intramuscular de Gunn. Este enfoque diagnóstico y terapéutico se centra en el tratamiento del dolor crónico, sugiriendo que los puntos gatillo miofasciales (PGM) son consecuencia de radiculopatías o alteraciones del sistema nervioso. Utiliza agujas de acupuntura insertadas y manipuladas con un inyector, realizando entradas y salidas rápidas y giros en ambas direcciones para provocar una respuesta de liberación de endorfinas (REL) o dolor referido. Si el dolor no desaparece o aumenta, se recomienda interrumpir la técnica (35, 36, 37, 38, 39).

La técnica de entrada y salida rápidas con rotación es la adaptación de la técnica de inserciones múltiples, diseñada para facilitar la inserción de la aguja sin que se doble. La aguja se gira al insertarse y retirarse, y se detalla más en el capítulo correspondiente (35, 36, 37, 38, 39).

En la técnica de giros de la aguja es una propuesta como alternativa menos agresiva para pacientes sensibles. Se basa en la manipulación de la aguja mediante giros, una práctica clásica en la medicina tradicional china. La eficacia se evalúa a través de la REL o dolor referido, que indica la correcta localización del PGM. Si no se logra el alivio, se puede cambiar la dirección de la aguja y repetir el procedimiento (35, 36, 37, 38, 39).

Para la técnica de punción seca profunda con aguja minibisturí es comparada con agujas de acupuntura convencionales y ejercicios de autoestiramiento, esta técnica ha mostrado resultados significativamente superiores en el tratamiento de PGM. La aguja minibisturí, más gruesa y con una punta afilada, se utiliza en casos que no responden a otros tratamientos. Sin embargo, se necesita más evidencia para justificar su uso generalizado debido a su naturaleza más agresiva (35, 36, 37, 38, 39).

Con respecto a la electropunción seca actúa a través de varios mecanismos que justifican su eficacia. En primer lugar, se postula que la corriente eléctrica tiene la capacidad de provocar la destrucción de miocitos alrededor de la aguja, además de la lesión mecánica que ya causa la aguja en sí. Sin embargo, es importante destacar que esta teoría aún necesita ser validada mediante más investigaciones que determinen el alcance de esta destrucción y la dosis necesaria para que ocurra. Otro mecanismo interesante es el lavado de sustancias sensibilizantes. Durante la aplicación de la electropunción seca, se logran inducir contracciones musculares pequeñas pero visibles al rebasar ligeramente el umbral excitomotor. Estas contracciones pueden facilitar un efecto de "lavado" sobre las sustancias sensibilizantes acumuladas en la zona, similar a lo que se observa en las técnicas de relajación (REL) que se utilizan en la punción seca. Además, las contracciones provocadas por la corriente eléctrica también contribuyen al estiramiento local de los sarcómeros acortados en los puntos gatillo miofasciales (PGM). Este estiramiento ayuda a normalizar la longitud muscular, lo que a su vez mejora la función muscular. En conjunto, estos mecanismos hacen de la electropunción seca una herramienta prometedora en el tratamiento de las disfunciones musculares (35, 36, 37, 38, 39).

2.2. Mecanismos y efectos de la PS.

2.2.1. Mecanismos de acción de la PS.

La punción seca superficial (PSS) y la punción seca profunda (PSP) son dos técnicas utilizadas en el tratamiento del dolor miofascial, y aunque ambas implican la inserción de una aguja, sus mecanismos de acción son distintos. La PSS se centra en la estimulación de la superficie de los tejidos sin alcanzar los puntos gatillo miofasciales (PGM), lo que lleva a que sus efectos no se justifiquen únicamente por factores mecánicos. En cambio, se busca comprender su eficacia a través de la neurofisiología y los mecanismos endógenos que modulan el dolor (4).

Uno de los mecanismos más relevantes en la PSS es la estimulación de las fibras nerviosas A-beta, que se activan al insertar la aguja en los tejidos por encima del PGM. Esto puede bloquear la transmisión de los impulsos nociceptivos que provienen de las fibras musculares de tipo IV, responsables del dolor miofascial. Esta acción puede ser directa, a través de interneuronas inhibitorias en la médula espinal, o indirecta, mediante sistemas descendentes que utilizan opioides, serotonina y noradrenalina para inhibir la percepción del dolor. Además, se activa el control inhibitorio difuso de la nocicepción, que también puede ser activado por las fibras C periféricas, lo que contribuye a la reducción del dolor (4).

La teoría del control de la compuerta, propuesta por Melzack y Wall, sugiere que la estimulación de las fibras nerviosas de gran diámetro A-beta cierra la "puerta" a la transmisión del dolor al sistema nervioso central. Aunque ha sido revisada con el tiempo, la esencia de esta teoría persiste y se considera fundamental para entender cómo la PSS puede reducir la percepción del dolor. Por otro lado, la acción sobre el sistema nervioso autónomo es otro mecanismo que se está investigando. Se ha encontrado que este sistema puede modular la actividad de los PGM, y estudios en animales sugieren que la estimulación simpática puede aumentar la liberación de acetilcolina, lo que podría contribuir a la disminución de la tensión y mejorar la movilidad de los músculos afectados (39).

Respecto a la PSP, esta técnica no solo induce la PSS, sino que también se enfoca en los PGM, provocando respuestas que se traducen en mecanismos adicionales de acción. Uno de los mecanismos propuestos es el "lavado" de las sustancias sensibilizantes en los PGM. Al provocar una respuesta de liberación de endorfinas (REL) mediante la punción, se ha demostrado que disminuyen las concentraciones de compuestos como la bradicinina y la sustancia P, que son responsables de la sensibilización y perpetuación del dolor. Este "lavado" puede estar relacionado con un aumento del flujo sanguíneo que facilita la eliminación de estas sustancias y mejora la fisiología de la placa motora. Otro mecanismo de la PSP es la elevación del pH en la zona del PGM, lo cual es crucial, ya que un pH ácido se asocia con la sensibilización del dolor. Los estudios muestran que tras la provocación de la REL, el pH de los PGM activos se eleva, acercándose a los niveles de los músculos normales, lo que podría ayudar a normalizar la función de la placa motora (3, 39, 40).

Además, se ha propuesto que la estimulación del PGM puede interrumpir el "circuito del PGM", restableciendo el control que el sistema nervioso central ejerce sobre el área afectada y contribuyendo a la liberación de endorfinas. También se ha observado que la punción puede causar una laceración mecánica de los miocitos y placas motoras, lo que puede llevar a una regeneración y reorganización funcional de los tejidos afectados (3, 39, 40).

El estiramiento local de las estructuras citoesqueléticas contracturadas es otro mecanismo que se ha sugerido, donde la aguja provoca un estiramiento que puede contribuir a la normalización de la longitud de los sarcómeros, mejorando la función muscular. Finalmente, los efectos sobre el flujo sanguíneo y la acción antiinflamatoria que se producen tras la punción son mecanismos adicionales que destacan la complejidad de la PSP. Se ha observado que esta técnica puede mejorar la oxigenación y el flujo sanguíneo en los músculos, lo que es esencial para contrarrestar la hipoxia que caracteriza a los PGM (3, 39, 40).

En resumen, la PSS y la PSP presentan una serie de mecanismos de acción que van más allá de lo meramente mecánico, implicando interacciones complejas entre los sistemas nervioso, vascular e inmune, lo que explica sus efectos analgésicos y terapéuticos en el tratamiento del dolor miofascial. Estos hallazgos invitan a continuar la investigación sobre la eficacia y los mecanismos subyacentes de estas técnicas, especialmente en términos de su comparación con el placebo y su posible combinación con otras modalidades de tratamiento.

2.2.2. Efectos sobre el tejido conjuntivo.

En la punción seca se utilizan agujas finas y filiformes para interactuar con el tejido conjuntivo del cuerpo. La eficacia de estas técnicas está relacionada con el pequeño diámetro de las agujas (generalmente menos de 300 mm), que permite una interacción específica con el tejido, creando lo que se conoce como un "ovillo o remolino" de colágeno alrededor de la aguja. Este fenómeno ocurre cuando las agujas se rotan, haciendo que los haces de colágeno se adhieran y roten con ellas, lo que incrementa el vínculo mecánico entre la aguja y el tejido. El mecanismo de acción se realiza mediante (3, 39, 40, 41, 42):

- Rotación de la aguja: Al rotar la aguja, se genera un estiramiento específico del tejido conjuntivo, afectando principalmente a las capas subcutáneas e intermusculares, con un mínimo impacto en la piel.
- Estiramiento sostenido: Cuando se deja la aguja en su lugar después de la rotación, el ovillo de colágeno no se deshace inmediatamente, lo que permite mantener un estiramiento localizado durante varios minutos.
- Medición y cuantificación: Se han desarrollado técnicas, como la punción acupuntura robótica y la elastografía por ultrasonido, para cuantificar los ovillos de tejido conjuntivo y los desplazamientos tisulares inducidos por la manipulación de las agujas.

El tejido conjuntivo responde constantemente a las fuerzas mecánicas, y este tipo de estimulación puede inducir respuestas viscoelásticas en función de su composición y organización. El estiramiento sostenido del tejido más allá de su rango habitual puede llevar a (43, 39, 40, 41, 42):

- Relajación viscoelástica: Inicialmente se reduce la tensión en el tejido, seguido de una reorganización molecular en la matriz de colágeno que restablece el equilibrio de tensión.
- Alteraciones en los fibroblastos: Estos cambios en la forma celular (aplanamiento y expansión) son respuestas activas que pueden resultar en la remodelación del citoesqueleto y una reducción adicional de la tensión en el tejido.

Aunque existen abundantes evidencias que sugieren que la estimulación manual de las agujas influye en el sistema nervioso, aún hay poco conocimiento sobre el vínculo mecánico entre la aguja y el sistema nervioso. La posibilidad de que el enrollamiento de colágeno sea un mecanismo importante para la transmisión de señales mecánicas se apoya en estudios donde la manipulación de las agujas pierde eficacia analgésica cuando se interrumpe el vínculo colágeno-tejido. Algunos estudios sugieren una correspondencia entre los meridianos de la acupuntura y el tejido conjuntivo, indicando que los puntos de acupuntura podrían estar situados en áreas de tejido conjuntivo más denso o profundo, lo que podría explicar las diferencias en la resistencia a la extracción de agujas en estos puntos en comparación con puntos de control (39, 40, 41, 42, 43).

2.2.3. Efectos sobre la fascia muscular.

El término "miofascial" fue acuñado por Janet Travell en relación con los puntos gatillo (PG), que son áreas hipersensibles en los músculos que pueden generar dolor referido. Sin embargo, la literatura científica y los textos fundamentales de Travell y Simons sobre los PG han tendido a presentar los músculos como estructuras aisladas y autónomas, con orígenes y funciones claramente definidas. Esta visión simplista no refleja la complejidad de la interrelación entre los músculos y las estructuras fasciales que los rodean, una relación que es crucial para entender la etiología del dolor miofascial. La fascia se clasifica en dos tipos principales: la fascia superficial y la fascia profunda. La fascia superficial está compuesta por tejido conjuntivo laxo, que se encuentra justo debajo de la piel y contiene colágeno, elastina y tejido adiposo. En contraste, la fascia profunda es más densa y rodea a los músculos, nervios, vasos sanguíneos y órganos, careciendo de tejido adiposo. La separación entre la fascia profunda y los músculos se realiza a través de una capa de tejido conjuntivo laxo que contiene hialuronano, un compuesto que facilita el deslizamiento entre las capas, esencial para permitir un movimiento adecuado y reducir la fricción durante la contracción muscular (39, 40, 41, 42, 43).

Las capas fasciales que rodean el músculo se componen de epimisio, perimisio y endomisio. El epimisio envuelve músculos específicos y se conecta directamente al perimisio, que agrupa haces de fibras musculares. A su vez, el endomisio envuelve cada fibra muscular individualmente, desempeñando un papel vital en la flexibilidad y la transmisión de fuerzas a lo largo de las miofibrillas. La tensión en la fascia profunda se mantiene mediante numerosas inserciones musculares, lo que permite que los músculos distribuyan parte de sus fuerzas contráctiles hacia las estructuras fasciales. Esta interacción no solo incrementa la estabilidad articular, sino que también facilita el movimiento coordinado entre diferentes grupos musculares (39, 40, 41, 42, 43).

Un hallazgo interesante es que, aunque algunos músculos pueden tener conexiones mecánicas fuertes con sus músculos agonistas, la transmisión de fuerza no siempre está influenciada por los cambios en la longitud de estos músculos. Esto sugiere que los mecanismos utilizados para transmitir fuerza pueden variar entre diferentes músculos, lo que complica aún más nuestra comprensión de la función muscular y fascial. En el contexto de la punción seca, que implica insertar una aguja en un PG, es fundamental considerar cómo este procedimiento afecta no solo a los PG, sino también a las estructuras fasciales circundantes. La punción seca se asemeja a un tratamiento de inyección, y dado que la aguja debe atravesar la fascia superficial y profunda para alcanzar el PG, es esencial investigar cómo estos tratamientos interactúan con las estructuras fasciales. Langevin y sus colegas han propuesto que la rotación de las agujas de filamento sólido puede causar un estiramiento interno en los tejidos. También sugirieron que podría haber un acoplamiento entre la aguja y los tejidos corporales, posiblemente mediado por tensiones superficiales y atracción eléctrica, aunque esta última podría ser relativamente débil (42).

El dolor miofascial está asociado con la presencia de bandas tensas, que son palpables perpendicularmente a la dirección de las fibras musculares. Esto plantea la hipótesis de que las restricciones en la fascia, particularmente en el perimisio, podrían contribuir a la formación de estas bandas tensas. De hecho, se ha observado que el perimisio responde a los cambios en la tensión mecánica más que otros tejidos conectivos intramusculares, lo que indica una relación significativa entre la fascia y la experiencia del dolor. Investigaciones recientes han sugerido que las modificaciones en la densidad del tejido conectivo laxo en la fascia profunda, así como la hidrodinámica del hialuronano, podrían ser factores que contribuyen al desarrollo del dolor miofascial (39, 40, 41, 42, 43).

A pesar de la importancia del tema, la investigación sobre la función de la fascia en los PG y el dolor miofascial ha sido escasa. Muchas preguntas permanecen sin respuesta, como cuáles son los efectos de la punción seca sobre las adherencias fasciales, las áreas de densificación, el tejido cicatricial y el desarrollo de la fuerza y la flexibilidad. Hay una necesidad urgente de estudios que definan detalladamente las interacciones entre los PG, los músculos y las fascias para comprender mejor su papel en el dolor miofascial. La comprensión de la relación entre la fascia y los puntos gatillo es fundamental para desarrollar tratamientos más efectivos. La interconexión entre músculos y fascia es compleja y debe ser integrada en la práctica clínica para abordar adecuadamente el dolor asociado con los PG. Al reconocer el papel crucial de las estructuras fasciales, los profesionales de la salud pueden optimizar su enfoque terapéutico, lo que potencialmente mejorará los resultados para sus pacientes (39, 40, 41, 42, 43).

2.3.   Principios y procedimientos de aplicación para una práctica correcta en la PS.

2.3.1. Historia clínica.

La historia clínica es el primer paso fundamental para garantizar un tratamiento eficaz. En este proceso, el fisioterapeuta debe realizar una recopilación exhaustiva de la información del paciente. Esto incluye los antecedentes médicos, donde se documentan las condiciones preexistentes, las intervenciones quirúrgicas pasadas y cualquier tratamiento fisioterapéutico que haya recibido anteriormente. Además, es esencial registrar los síntomas actuales, detallando su naturaleza, duración y localización. Una evaluación física minuciosa también debe llevarse a cabo, analizando el rango de movimiento, la fuerza muscular y la identificación de puntos gatillo. Esta información permitirá al fisioterapeuta decidir la mejor intervención terapéutica a seguir (44, 45).

2.3.2. Información y consentimiento del paciente.

Una vez recopilada la historia clínica, es crucial informar al paciente sobre el tratamiento propuesto. Este proceso de información debe incluir una explicación clara de la técnica de punción seca: cómo se realiza y cuáles son los objetivos que se pretenden alcanzar. Además, el fisioterapeuta debe enumerar las ventajas del tratamiento, tales como la reducción del dolor y la mejora de la movilidad. Sin embargo, también es importante hablar sobre los inconvenientes y los riesgos asociados, como el dolor post-procedimiento o posibles hematomas. Al asegurarse de que el paciente esté bien informado, se crea una relación de confianza que facilitará el proceso. Dada la naturaleza invasiva de la punción seca, se hace imprescindible obtener el consentimiento del paciente. Este consentimiento debe ser informado, lo que significa que el paciente debe comprender completamente lo que implica el procedimiento. Se recomienda que, tras la explicación de la técnica y sus posibles efectos, el paciente firme un documento de consentimiento. Este documento no solo asegura que el paciente ha entendido el procedimiento, sino que también protege tanto al paciente como al fisioterapeuta en caso de cualquier eventualidad (46, 47).

Debemos hacer un manifiesto de haber recibido información verbal clara y comprensible sobre el procedimiento que se me realizará y, además, haber leído este documento. Todas mis dudas han sido respondidas y entiendo toda la información proporcionada. Por lo tanto, doy mi consentimiento de manera voluntaria para que el/la fisioterapeuta especializado en punción seca me realice esta técnica. También entiendo que puedo retirar mi consentimiento en cualquier momento y sin necesidad de dar explicaciones. Se me ofrecerá una copia de este documento si la requiero (48, 49).

2.3.3. Higiene.

La higiene es un aspecto crítico en la práctica fisioterapéutica, especialmente en procedimientos invasivos. Antes de iniciar la punción, el fisioterapeuta debe cumplir con todas las normas higiénicas establecidas. Esto incluye lavarse las manos cuidadosamente y, en muchos casos, el uso de guantes desechables para crear una barrera contra cualquier posible contaminación. También se debe desinfectar la piel del paciente en la zona que se va a tratar, utilizando un antiséptico adecuado. La correcta aplicación de estas normas garantiza la seguridad del paciente y reduce el riesgo de infecciones (50, 51).

2.3.4. Colocación del paciente.

La correcta colocación del paciente es otro aspecto vital para la realización de un procedimiento seguro. El fisioterapeuta debe asegurarse de que el paciente adopte una posición de decúbito que le resulte cómoda y que facilite el acceso a la zona a tratar. Esta posición no solo beneficia la comodidad del paciente, sino que también permite al fisioterapeuta trabajar con mayor facilidad y seguridad. Además, el uso de cojines o soportes puede ayudar a asegurar que el paciente esté lo más cómodo posible durante el tratamiento (52, 53).

2.3.5. Diagnóstico, localización y fijación segura del PGM.

Antes de proceder con la punción, es imperativo confirmar el diagnóstico y la localización del punto gatillo muscular (PGM). Sin esta etapa, la punción podría convertirse en un procedimiento arbitrario con resultados impredecibles. El fisioterapeuta debe asegurarse de que el PGM esté correctamente identificado y fijado en una posición que permita su acceso durante la punción. Este paso es crucial, ya que garantiza que el tratamiento sea específico y efectivo (54, 55).

2.3.6. Ejecución.

Cuando llega el momento de ejecutar la punción, se debe realizar con la máxima pericia posible. La inserción de la aguja debe hacerse de manera controlada, evitando profundidades innecesarias para minimizar los riesgos. Durante todo el proceso, es esencial mantener una comunicación constante con el paciente, preguntándole sobre su comodidad y cualquier síntoma que pueda estar experimentando. Esto no solo asegura que el paciente se sienta seguro, sino que también permite al fisioterapeuta ajustar su técnica según sea necesario (54, 55).

2.3.7. Cuidados tras la PS.

Finalmente, una vez realizada la punción, se deben seguir ciertos cuidados para garantizar el bienestar del paciente. Es fundamental aplicar técnicas de hemostasia para detener cualquier sangrado en el sitio de la punción. Además, se deben proporcionar instrucciones claras al paciente sobre cómo cuidar la zona tratada y qué actividades evitar después del procedimiento. Un seguimiento adecuado es igualmente importante; programar una cita posterior permite evaluar la eficacia del tratamiento y abordar cualquier efecto secundario que pueda haber surgido (54, 55, 56, 57).

2.4. Lesiones producidas por la PS.

La punción seca (PS) es una técnica utilizada para tratar el síndrome de dolor miofascial, y se basa en la liberación anormalmente alta de acetilcolina, que genera contracturas musculares localizadas. Estas contracturas, ubicadas justo debajo o a pocas micras del área sináptica, se conocen como "sitios activos" en estudios funcionales y "nodos de contracción" en análisis histológicos. La acumulación de estos sitios activos forma un punto gatillo miofascial (PGM), que puede ser detectado a través de palpación. La PS busca eliminar estos PGM para aliviar los síntomas de dolor, pero su aplicación puede también causar daños en las fibras musculares y nerviosas. Las agujas utilizadas en la PS tienen un diámetro que oscila entre 0.16 mm y 0.45 mm, considerablemente más grande que el de los miocitos, que en promedio es de 40 μm. La inserción de la aguja provoca una lesión focal en los miocitos, clasificada como laceración. Hasta la fecha, no se han realizado estudios sobre la evolución celular de las lesiones causadas por la PS en músculos con PGM, por lo que los datos disponibles provienen de experimentos en músculos de roedores sanos, específicamente el músculo elevador del aurículo largo, sometido a múltiples punciones (57, 58, 59).

La lesión muscular ocasionada por la PS se caracteriza por un daño mecánico localizado, que inicia con una fase de degeneración provocada por la respuesta inflamatoria. Esta fase de limpieza se encarga de eliminar los desechos celulares, que posteriormente son reemplazados por regeneración muscular. Estos procesos degeneración, regeneración y reparación, ocurren simultáneamente, aunque se describen de manera separada en el texto. La ruptura de la membrana de la fibra muscular permite la entrada de agua en la célula, lo que provoca la salida de productos celulares al medio extracelular. La PS también afecta los vasos sanguíneos, resultando en extravasación de sangre en el área lesionada. Sustancias intracelulares activan los mastocitos en el tejido muscular, que liberan quimiocinas al torrente sanguíneo, atrayendo células inflamatorias. Inicialmente, los neutrófilos son las células predominantes, seguidos por monocitos que se convierten en macrófagos, encargados de la fagocitosis de los desechos celulares. Este proceso es específico, ya que afecta solo los restos necróticos y preserva la lámina basal, que sirve como soporte para las células satélite viables en la formación de nuevas miofibras (57, 58, 59).

La acumulación de agua en el área lesionada provoca la inflamación de las cisternas del sistema sarcoplasmático, que almacenan calcio para la contracción muscular. La sobrehidratación de estas cisternas provoca su ruptura, liberando calcio que activa contracciones localizadas en la zona de la lesión y también actúa sobre proteasas dependientes de calcio (CANP), que degradan el aparato contráctil. Con el tiempo, la regeneración muscular se hace más evidente, limitada a la zona lesionada por la formación de una banda de contracción que actúa como un "cortafuegos". Esta banda previene la extensión del daño a lo largo del miocito, asegurando que la mayoría de la fibra muscular permanezca intacta (57, 58, 59).

El proceso de regeneración muscular se basa en la activación de células satélite, que son células madre musculares localizadas bajo la lámina basal de los miocitos. Estas células se activan tras la lesión, convirtiéndose en mioblastos, que se multiplican y enriquecen su membrana con canales de calcio. Posteriormente, los mioblastos se fusionan para formar miotubos, ensamblando el nuevo aparato contráctil con los extremos sobrevivientes del miocito lesionado. Este proceso puede tardar alrededor de 7 días en lesiones menores como las provocadas por la PS, durante los cuales las fibras musculares regeneradas tienden a ser atróficas, siendo denominadas como fibras musculares jóvenes o inmaduras. A medida que la actividad contráctil normal se reanuda, estas fibras adquieren un adecuado trofismo. Mientras la regeneración muscular avanza, los fibroblastos sintetizan proteínas y proteoglicanos para restaurar la matriz extracelular, esencial para la integridad del tejido conectivo. Los fibroblastos, que son células residentes en el endomisio, se activan tanto por la agresión mecánica como por las sustancias intracelulares liberadas. Inicialmente, producen colágeno de tipo III, seguido de colágeno de tipo I, que es difícil de eliminar y se descompone solo en fragmentos pequeños. La contracción muscular facilita esta eliminación, y a partir del séptimo día post-punción, el colágeno se segmenta, siendo fagocitado por las células inflamatorias. Con el tiempo, el exceso de colágeno se elimina, restaurando las condiciones previas a la lesión (57, 58, 59).

La PS puede causar lesiones en los axones, resultando en degeneración del segmento distal y pérdida de función debido a la activación de calpaínas axonales, que degradan los neurofilamentos. La reacción inflamatoria, mediada por macrófagos, facilita la fagocitosis de los desechos axonales. Tras la fagocitosis del segmento distal, comienza el proceso de reinervación, donde factores intracelulares y mitógenos favorecen el crecimiento axonal para reconectar con el componente postsináptico. La velocidad de reinervación es de 1-3 mm/día, crucial para restablecer la función neuromuscular. Sin embargo, pueden presentarse complicaciones como conexiones aberrantes, y el éxito depende de la salud del microambiente y del manejo de la inflamación (57, 58, 59).

La punción seca causa una lesión limpia en el axón, lo que favorece la reinervación rápida gracias a la proximidad entre el sitio de lesión y el miocito. La velocidad de reinervación está vinculada al transporte axoplásmico y la preservación del recorrido glial, lo que facilita el avance del cono de crecimiento axonal. La edad del paciente también es un factor importante, ya que la regeneración tiende a verse afectada en personas mayores. A pesar de que la PS suele evitar daños en el sitio activo del nervio, puede afectar a fibras musculares fuera del área sináptica. Los estudios en el músculo levator auris longus de ratones han demostrado que, tras múltiples punciones, la respuesta inflamatoria se intensifica en las primeras 24 horas, con regeneración muscular casi completa en 7 días. Las lesiones en nervios intramusculares conducen a una rápida denervación del componente postsináptico, seguida de una reinervación en tres días. En general, las punciones repetitivas no afectan negativamente los procesos de regeneración muscular y reinervación (57, 58, 59).

3. PS DE PUNTOS GATILLO NO MIOFASCIALES (PGNM).

La punción seca (PS) se refiere a la inserción de una aguja a través de la piel sin la introducción de fármacos, en contraste con la infiltración que sí implica el uso de medicamentos. Este capítulo se centra en la PS de los puntos gatillo no miofasciales (PGNM), mientras que los puntos gatillo miofasciales (PGM) son tratados en otros capítulos del libro. Se presenta una clasificación de las diferentes técnicas de PS, seguida de una definición de los PGNM y las técnicas de tratamiento más comunes (60, 61).

Teóricamente, cualquier punto que sea doloroso al tacto y no sea un PGM se clasifica como PGNM. Esto incluye (60, 61):

- Puntos gatillo insercionales en zonas de unión del tendón.
- Puntos dolorosos en vainas, bolsas, fascias, y ligamentos.
- Zonas de lesión debido a traumas.
- Puntos en tejidos subcutáneos.

Los PGNM pueden ser provocados por respuestas de espasmo local debido a la estimulación de un PGM activo. Hong define los PGNM como un conjunto de focos de sensibilización, con nociceptores sensibilizados debido a la sensibilización central o periférica. La PS en estos focos puede producir analgesia por hiperestimulación y aliviar el dolor, a veces utilizando puntos de acupuntura que no son dolorosos (62, 63).

Con respecto al tratamiento la acupuntura tradicional china es una de las primeras técnicas aplicadas para tratar PGNM, dado que muchos puntos de acupuntura son puntos Ah-Shi, que se encuentran en tejidos no musculares. Al aplicar acupuntura, se puede rotar la aguja o aplicar estimulación eléctrica para aumentar la eficacia. Otras técnicas en el tratamiento de PGNM incluyen (62, 63):

- PS con inserciones rápidas múltiples: Originalmente utilizada por Travell para infiltrar PGM, esta técnica implica múltiples inserciones rápidas de la aguja para localizar y desensibilizar nociceptores. Se busca estimular un mayor número de nociceptores sensibilizados mediante un movimiento rápido, evitando daños en los tejidos y provocando un alivio inmediato del dolor.
- PS para liberación de tejidos blandos: Esta técnica se centra en la manipulación de tejidos blandos para liberar tensión y dolor.

- PS con electroestimulación: Combina la PS con estimulación eléctrica para potenciar el efecto analgésico.
- PS superficial: Aplica la PS en la superficie de la piel, similar a la acupuntura, aunque generalmente no proporciona un alivio inmediato completo del dolor.
- La PS de los PGNM, especialmente a través de la técnica de inserciones rápidas múltiples, se enfoca en aliviar el dolor al tratar la fuente subyacente del dolor, en vez de centrarse únicamente en el PGM.

3.1.   Mecanismos de la PS en PGNM.

La punción seca (PS) es una técnica terapéutica que utiliza agujas para tratar puntos gatillo, con el objetivo de aliviar el dolor. Varios mecanismos se han propuesto para explicar cómo la PS puede lograr este alivio (62, 63):

- Sistema inhibidor descendente del dolor: Este sistema es un mecanismo intrínseco del cuerpo que controla el dolor. Se sugiere que tanto la analgesia por hiperestimulación como la interrupción del "circuito del PGM" actúan a través de este sistema. Según Melzack, la analgesia por hiperestimulación es el principal mecanismo terapéutico de la acupuntura para el alivio del dolor. Durante la PS, se generan respuestas de espasmo local (REL), que son fundamentales para el alivio inmediato y completo del dolor (39).
- Interrupción del círculo vicioso: Hong propone que el principal mecanismo de la PS es interrumpir el círculo vicioso del circuito del PGM, lo que también podría incluir la conexión de los PGNM a los circuitos de los puntos gatillo en la médula espinal.
- Estimulación de nociceptores: Al realizar la PS, se envían impulsos nerviosos a las células del asta dorsal de la médula espinal, que pueden romper el círculo vicioso del circuito del PGM. La estimulación enérgica de los loci sensibles (nociceptores sensibilizados) es clave para lograr un alivio del dolor óptimo.

3.2.   Aplicación de la técnica de la PS para PGNM.

Se deben tener las siguientes consideraciones prácticas (64, 65):

- Tipo de Agujas: Se recomienda el uso de agujas hipodérmicas con las siguientes medidas:
  - 0.50 mm x 40 mm para uso normal.

- 0.60 mm x 70 mm para tejidos gruesos o profundos.
- 0.40 mm x 30 mm para tejidos delgados y superficiales.
- También se pueden utilizar agujas de acupuntura, aunque son más difíciles de manejar y requieren práctica. Las agujas deben tener un grosor superior a 0.30 mm.

- Técnica de Inserción: Antes de realizar la punción, es esencial asegurarse de que se han explorado otras terapias no invasivas y que se ha eliminado cualquier lesión patológica responsable del dolor. Durante la punción la aguja se dirige hacia la región más sensible, moviéndose rápidamente hacia dentro y hacia fuera. Se debe evitar cualquier movimiento lateral, asegurando que la punta de la aguja contacte tantos nociceptores sensibilizados como sea posible. La velocidad de inserción de la aguja debe ser de aproximadamente 20-30 mm/s.
- Post-procedimiento: Tras la punción, se debe aplicar compresión en el sitio de penetración para evitar sangrado excesivo y reducir el dolor pospunción.

3.3. Tipos de técnicas de la PS en PGNM.

En cuanto a los tipos de técnicas podemos encontrar (64, 65):

- Técnica de entrada y salida rápidas con rotación: Chou et al. han desarrollado una técnica reciente conocida como "entrada y salida rápidas con rotación" utilizando agujas de acupuntura. Debido a que las agujas de acupuntura son flexibles y su pequeño calibre dificulta el movimiento rápido, Chou incorporó la rotación de la aguja (enroscado) para facilitar el movimiento de entrada y salida, evitando que se doble durante el procedimiento. Esta técnica es especialmente útil en personas con fibromialgia, ya que el pequeño diámetro de la aguja minimiza la irritación de los tejidos, reduciendo el dolor y las molestias pospunción, que suelen durar varios días en estos pacientes. Para su procedimiento la técnica se lleva a cabo con agujas de acupuntura. Se realizan entradas y salidas rápidas con una rotación simultánea de la aguja para evitar el doblado.
- PS para la liberación de tejidos blandos: Para tratar problemas musculoesqueléticos crónicos que no responden a fisioterapia o infiltraciones, a menudo se requiere intervención quirúrgica o técnicas mínimamente invasivas. Entre estas técnicas se encuentra la punción seca para la liberación de tejidos blandos. La técnica de Lin ha desarrollado una técnica menos invasiva para liberar tejidos blandos

adheridos utilizando una cánula roma para inyectar simultáneamente ácido hialurónico y anestésico local. Alternativamente, se puede usar una aguja de punción seca normal si se aplica lentamente. Con respecto al procedimiento la aguja penetra en la piel y avanza lentamente hacia la región dolorosa. Además, se realiza un movimiento lateral para liberar las adherencias de los tejidos blandos. La presencia de dolor o resistencia al movimiento de la aguja indica la localización de las adherencias. Una vez que la resistencia disminuye, la aguja se retira a la capa subcutánea y se redirige para penetrar en diferentes trayectorias y así liberar ampliamente los tejidos adheridos. Esta técnica es efectiva para liberar adherencias en tendones, a menudo relacionadas con puntos gatillo miofasciales (PGM) insercionales. Las adherencias más frecuentes que pueden ser tratadas incluyen los tendones del manguito rotador, los tendones del bíceps braquial, los músculos extensores y flexores del antebrazo en el codo, y el tendón del cuádriceps y el ligamento rotuliano.

Las técnicas de punción seca con entrada y salida rápidas con rotación, y la punción seca para la liberación de tejidos blandos, son enfoques eficaces para tratar puntos gatillo no miofasciales (PGNM). Estas técnicas pueden desencadenar analgesia por hiperestimulación y, cuando se realizan adecuadamente, pueden aliviar el dolor y liberar adherencias en tejidos como tendones, ligamentos y fascias.

4. CLASIFICACIÓN Y PS EN LOS PGM DE LA DIFERENTE MUSCULATURA.

4.1. Musculatura de la cabeza.

4.1.1. Masetero.

- Síntomas y dolor referido: El músculo masetero es multipenniforme, lo que significa que sus placas motoras están distribuidas a lo largo de todo el músculo, tanto en su parte central como en las inserciones craneales y caudales. Los PGM pueden encontrarse en diferentes zonas, lo que influye en los patrones de dolor referido (67, 68):
  - División superficial:
    - Zona superior: El dolor se proyecta hacia la región maxilar, ceja, mandíbula, mucosa oral posterior y molares superiores e inferiores.
    - Zona media: Proyecta dolor hacia la región bucal y oral, incluyendo la comisura labial y los premolares y caninos superiores e inferiores.
    - Zona inferior: El dolor puede irradiarse hacia la zona submandibular y el ángulo posterior e inferior de la mandíbula.
  - División profunda: Los PGM en esta área pueden causar otalgia referida (dolor en el oído no asociado a patología otológica) y afectar la ATM (articulación temporomandibular), pudiendo incluso provocar tinnitus de origen miofascial. También puede irradiar dolor hacia el fascículo anterior del músculo temporal o la región auricular. Los pacientes con PGM en el masetero suelen experimentar dolor funcional, particularmente al masticar alimentos duros, junto con fatiga al masticar e incluso al hablar. Otros síntomas incluyen:
    - Limitación de la apertura bucal, especialmente si los PGM son bilaterales.
    - Deflexión mandibular en casos unilaterales.
    - Síntomas menos frecuentes como sensación de oído tapado, tinnitus y otalgia.
- Mecanismos de activación: Los mecanismos de activación de los PGM en el masetero pueden ser directos o indirectos (67, 68):
  - Mecanismos directos:
    - Masticación unilateral habitual.
    - Bruxismo (rechinar de dientes, tanto diurno como nocturno).

- Hábitos parafuncionales como morder objetos o uñas de forma inconsciente.
- Intervenciones dentales prolongadas.
- Sobrecarga al masticar alimentos duros como frutos secos.
- Estrés psicológico.
- Mecanismos indirectos:
  - Cefaleas primarias y secundarias.
  - Trastornos degenerativos de la ATM (artritis, artrosis).
  - Neuropatías trigeminales (neuralgia del trigémino, odontalgia atípica).
  - Patologías dentales y gingivales.
  - Disfunción del complejo cóndilo-disco.
  - Trastornos musculoesqueléticos cervicales.
  - Activación de PGM en otros músculos, como el esternocleidomastoideo (ECM), el trapecio superior, los suboccipitales, el buccinador, los pterigoideos y el temporal.
- Punción seca: La punción se realiza con el paciente en decúbito lateral o supino, con la cabeza girada contralateralmente. El terapeuta palpa el músculo y realiza una punción perpendicular con la aguja (de 0,16 mm x 25 mm), buscando contacto óseo para explorar completamente el músculo. En pacientes con hipertrofia del masetero, puede ser necesario una aguja de 0,25 mm x 40 mm (67, 68).

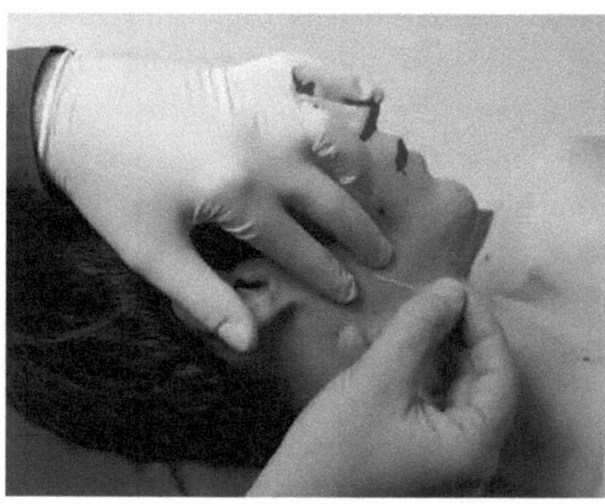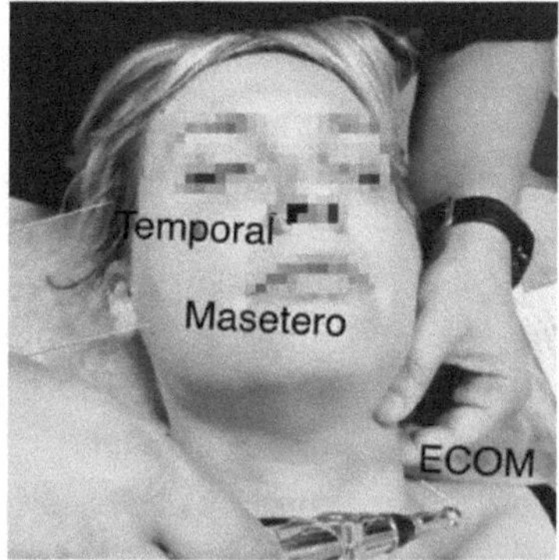

Figura 1. PS en PGM para Masetero (66).

- Peligros y precauciones: El paquete neurovascular masetérico se encuentra anterior a la ATM y posterior al tendón del temporal, por lo que se deben tomar precauciones para evitar su punción accidental. Los nervios faciales (temporofacial y cervicofacial) se encuentran cerca del fascículo superficial del masetero. En caso de contacto con un nervio, el paciente puede sentir una sensación eléctrica superficial en la cara. Si ocurre esto, se debe retirar la aguja y reiniciar la inserción en otro punto cercano (67, 68).

4.1.2. Temporal.

- Puntos gatillo y dolor referido: Los puntos gatillo miofasciales (PGM) en el músculo temporal son fácilmente palpables. El patrón de dolor referido más común descrito por Simons et al. abarca la región temporal, el borde supraorbitario (incluyendo la ceja), la parte posterior del ojo, la articulación temporomandibular (ATM) y todas las piezas dentales del maxilar, desde los molares hasta los incisivos. Los autores del capítulo también mencionan una variante de dolor referido en la porción posterior del músculo, que incluye dolor detrás de la oreja y en la región mastoidea, sin sensación de otalgia. Aunque los PGM en el músculo temporal no suelen causar una limitación significativa en la apertura de la boca, sí es común que afecten el movimiento de protrusión mandibular. El dolor puede estar presente en reposo y aumentar durante la masticación, especialmente al ingerir alimentos duros (69, 70).
- Síntomas clínicos: Dolor en la región temporal, odontalgia no relacionada con problemas dentales, restricción del movimiento de protrusión mandibular, exacerbación del dolor durante la masticación en el lado afectado, dolor en reposo (69, 70).
- Mecanismos de activación: Los PGM del músculo temporal pueden activarse por factores directos como el bruxismo (diurno o nocturno) y sobrecargas musculares causadas por hábitos masticatorios disfuncionales, especialmente la masticación unilateral. Los mecanismos indirectos incluyen trastornos degenerativos o inflamatorios de la ATM, dislocaciones del disco articular, dolor neuropático (como la neuralgia del nervio auriculotemporal), traumatismos mandibulares, alteraciones posturales craneocervicales, problemas en la región cervical superior y algunas cefaleas primarias y secundarias. Además, los PGM del músculo temporal pueden activarse como satélites de puntos gatillo en otros músculos relacionados, como las fibras superiores del trapecio, el esternocleidomastoideo (ECM), el grupo suboccipital, el masetero y los pterigoideos medial y lateral (69, 70).

- Punción seca: Para tratar los PGM, el paciente debe estar en posición lateral o supina, con la cabeza y cuello en posición neutra y relajada. Las bandas tensas en el músculo temporal no suelen ser fácilmente palpables. Es importante evitar perforar vasos sanguíneos, especialmente la arteria temporal superficial en la porción anterior del músculo. La aguja (de 0.25 mm x 13 mm) se inserta perpendicularmente hasta contactar con el hueso, pero de manera muy superficial (69, 70).

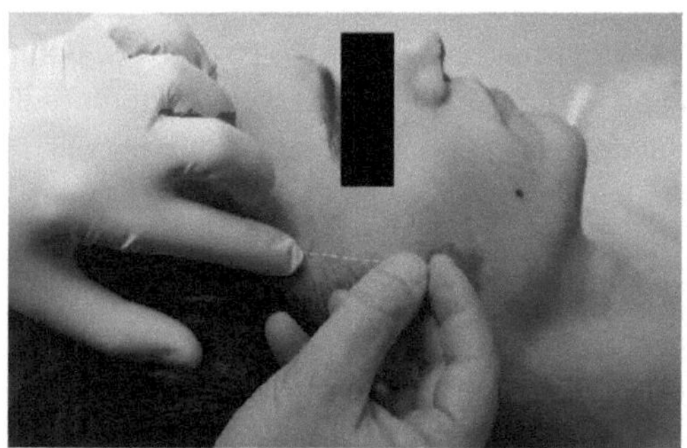
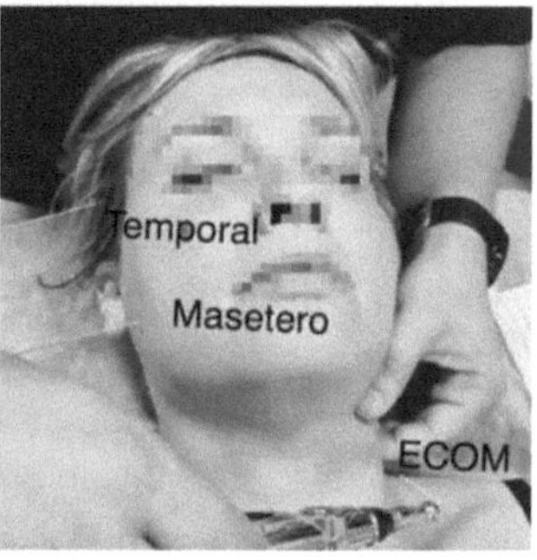

Figura 2. PS para PGM en temporal (66).

- Precauciones: Debido a la rica inervación de la piel, fascia y músculo temporal, y la presencia superficial del nervio auriculotemporal, se debe tener especial cuidado para evitar contacto con estos nervios durante el procedimiento. Además, se debe garantizar una adecuada asepsia en la zona del cuero cabelludo debido a su dificultad para desinfectar correctamente (69, 70).

4.1.3. Pterigoideo medial.

- Puntos gatillo y dolor referido: El músculo pterigoideo medial no es fácil de palpar, excepto en su inserción cerca del ángulo de la mandíbula. Aunque es posible acceder a los puntos gatillo miofasciales (PGM) de este músculo mediante una palpación intraoral, esto puede provocar náuseas en algunos pacientes, lo que dificulta su exploración. El patrón de dolor referido más común, según Simons et al., incluye dolor en la parte posterior de la boca, la faringe, la ATM (particularmente en el polo posterior) y dolor tanto superficial como profundo en el oído (71, 72).
- Síntomas: Los pacientes con PGM en el pterigoideo medial suelen experimentar una limitación leve en la apertura de la mandíbula, acompañada de una desviación contralateral en los últimos grados de la

apertura. También pueden presentar dolor al masticar bilateralmente o al apretar los dientes en posición intercuspídea. Además, es común encontrar dolor y restricción en la lateralidad hacia el lado opuesto cuando el paciente intenta mover la mandíbula lateralmente. Otros síntomas incluyen fatiga al masticar, leve disfagia (dificultad para tragar) y dolor leve al deglutir. En algunos casos, los PGM pueden generar la sensación de oído tapado (barohipoacusia) (71, 72).

- Mecanismos de activación: Los factores directos que pueden activar los PGM del pterigoideo medial incluyen traumatismos quirúrgicos, especialmente tras la extracción de las muelas del juicio, intervenciones dentales prolongadas que requieran mantener la boca abierta y hábitos parafuncionales como el bruxismo. Además, la sobrecarga muscular causada por hábitos masticatorios inadecuados también es un factor de activación. Entre los mecanismos indirectos se encuentran trastornos degenerativos de la ATM, problemas en la musculatura suprahioidea e infrahioidea, patologías dentales y mucogingivales, y traumatismos craneofaciales, como los derivados de cirugías ortognáticas. Este músculo también puede activar PGM en otros músculos relacionados, como el masetero, el pterigoideo lateral y el temporal (71, 72).

- Punción seca: La punción seca del músculo pterigoideo medial puede realizarse de manera extraoral o intraoral, siendo la primera la más recomendada. Durante el procedimiento, el paciente debe mantener la mandíbula abierta en una posición submáxima, utilizando un dispositivo que facilite esta postura, como un taco abrebocas. Es necesario establecer un sistema de comunicación no verbal entre el paciente y el terapeuta para que el paciente pueda expresar cualquier molestia. Para la punción, se localizan puntos anatómicos de referencia como el arco cigomático, el cóndilo mandibular, la apófisis coronoides y la escotadura mandibular, y se inserta una aguja (de 0.30 mm x 75 mm) cerca del borde de la escotadura, en dirección oblicua hacia abajo y medialmente (71, 72).

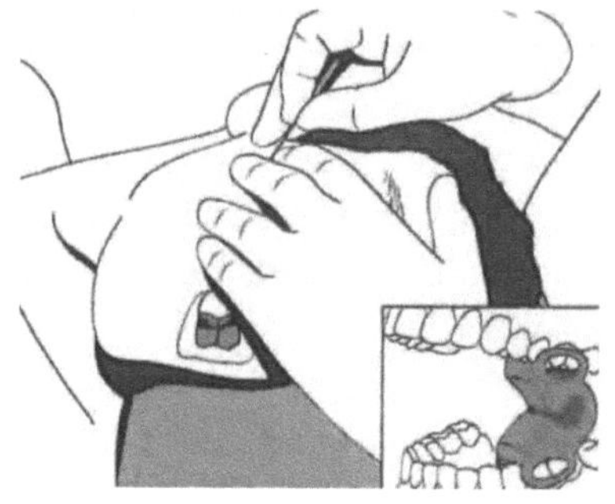 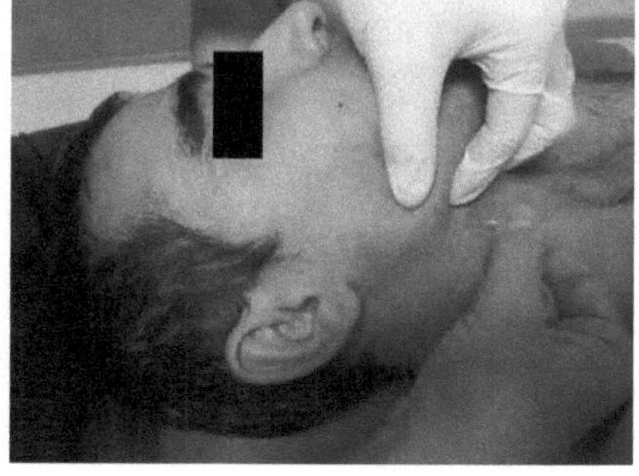

Figura 3. PS para PGM en Pterigoideo medial (40, 66).

- Precauciones: El riesgo de lesionar estructuras nerviosas cercanas, como el nervio lingual o ramas del nervio mandibular, es considerable, por lo que deben tomarse las precauciones adecuadas. También existe riesgo de perforar vasos como la arteria o plexo pterigoideo. Es importante seguir las normas de seguridad y asepsia para evitar complicaciones (71, 72).

4.1.4. Pterigoideo lateral.

- Puntos gatillo y dolor referido del músculo pterigoideo lateral: Los puntos gatillo miofasciales (PGM) del músculo pterigoideo lateral son difíciles de acceder debido a su localización profunda, especialmente en las fibras inferiores de la división inferior. La palpación intraoral de estos PGM puede causar un dolor considerable, lo que complica los tratamientos manuales directos. Sin embargo, la punción seca (PS) es el tratamiento de elección en estos casos, siempre que no existan contraindicaciones (71, 72).
- Dolor referido y síntomas: El patrón de dolor referido habitual, descrito por Simons et al., incluye dolor en la región maxilar y en la articulación temporomandibular (ATM), imitando a veces el dolor característico de la artritis en esta articulación. Los síntomas funcionales suelen ser unilaterales y pueden causar alteraciones en el control motor de la mandíbula, como desviación durante la apertura (con un movimiento de zigzag), que se inclina predominantemente hacia el lado contrario al músculo afectado. Otros síntomas incluyen: Limitación dolorosa de la apertura bucal y de la laterotrusión hacia el lado opuesto, chasquidos articulares en la ATM que, a veces, desaparecen después del tratamiento

41

eficaz de los PGM, tinnitus (zumbido en los oídos) puede ser también un síntoma relacionado (71, 72).

- Mecanismos de activación: Los mecanismos directos más comunes de activación de los PGM incluyen trastornos parafuncionales como el bruxismo (diurno o nocturno) y la sobrecarga muscular provocada por hábitos masticatorios disfuncionales, especialmente la masticación unilateral. También deben considerarse las alteraciones del complejo cóndilo-disco. Los mecanismos indirectos son similares a los que afectan a los músculos masetero, temporal y pterigoideo medial. Además, los PGM del pterigoideo lateral pueden activarse como satélites de los PGM del masetero, buccinador, pterigoideo medial y temporal (71, 72).

- Músculos relacionados: Masetero, pterigoideo medial, buccinator, temporal (71, 72).

- Punción seca: Es recomendable evaluar y, en caso necesario, tratar primero los músculos masetero y temporal antes de abordar la punción del pterigoideo lateral. La PS se realiza en un espacio triangular entre el cóndilo y el cuello mandibular, el arco cigomático y la escotadura mandibular. El paciente debe estar en decúbito lateral o supino, con la cabeza girada hacia el lado contrario, y no es necesario forzar la apertura mandibular, ya que la punción puede realizarse con la boca cerrada o entreabierta. Esto también facilita la comunicación verbal del paciente durante el procedimiento. Se localizan referencias óseas como el cóndilo y el arco cigomático, y se inserta una aguja de 0,25 mm x 40 mm perpendicularmente, manteniéndola cerca del arco cigomático para evitar chocar con la escotadura mandibular. La aguja puede orientarse en diferentes direcciones (anterior, posterior, caudal o craneal) para palpar el músculo en busca de sus PGM (71, 72).

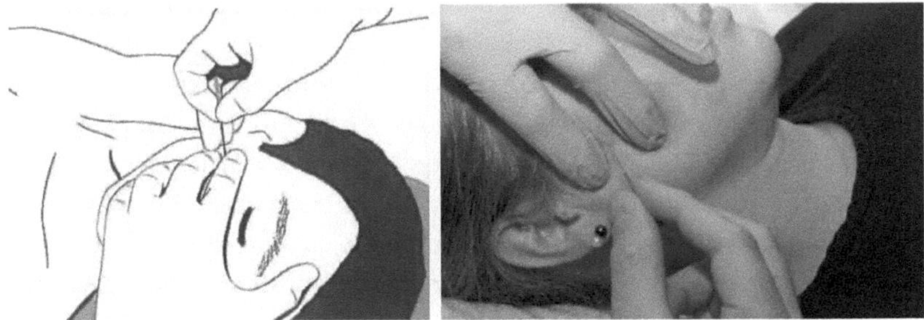

Figura 4. PS en PGM para el músculo pterigoideo lateral (40, 66).

- Precauciones: La punción del pterigoideo lateral atraviesa el fascículo profundo del masetero, por lo que deben tomarse las mismas precauciones que para este músculo. Dado que el pterigoideo lateral está inervado por múltiples ramas nerviosas, se deben seguir las precauciones habituales al realizar la punción para evitar complicaciones (71, 72).

4.1.5. Digástrico.

- Dolor referido y síntomas (73):

  • Vientre posterior: El dolor referido por los puntos gatillo miofasciales (PGM) en esta zona se proyecta hacia la apófisis mastoides, incluyendo la parte proximal del músculo esternocleidomastoideo (ECM). También se puede referir dolor hacia el oído. La palpación del vientre posterior es difícil debido a su profundidad y la presencia de estructuras neurovasculares, lo que puede dar lugar a falsos positivos en el diagnóstico.

  • Vientre anterior: Los PGM en el vientre anterior pueden causar una odontalgia no odontogénica en los cuatro incisivos inferiores, a veces acompañada de dolor en la parte media y anterior de la lengua. Además de los síntomas dolorosos, los PGM pueden causar disfunción del control motor hio-lingual, con signos de disfagia leve y alteraciones en el ritmo de apertura bucal, especialmente cuando los PGM son unilaterales. Los pacientes suelen quejarse de tensión excesiva en la parte anterior del cuello.

- Clínica (73):
  • Vientre anterior: Odontalgia no odontogénica en los incisivos inferiores y signos leves de disfagia motora.
  • Vientre posterior: Dolor en la parte proximal del ECM y posible otalgia referida.
- Mecanismos de activación: Los PGM en el músculo digástrico suelen activarse como satélites de los músculos masticatorios o cervicales, en particular el ECM. Factores predisponentes incluyen posturas craneocervicales disfuncionales durante la masticación, deglución o fonación, así como alteraciones del complejo cóndilo-disco que generen un patrón de activación anómalo unilateral, lo que puede activar los PGM del digástrico (73).
- Músculos relacionados: Músculos masticatorios y cervicales.

- Punción seca:
  - Vientre anterior: Se realiza con el paciente en decúbito supino con una ligera extensión craneocervical para facilitar el acceso. Se utiliza una aguja de 0,25 mm x 25 mm (73).

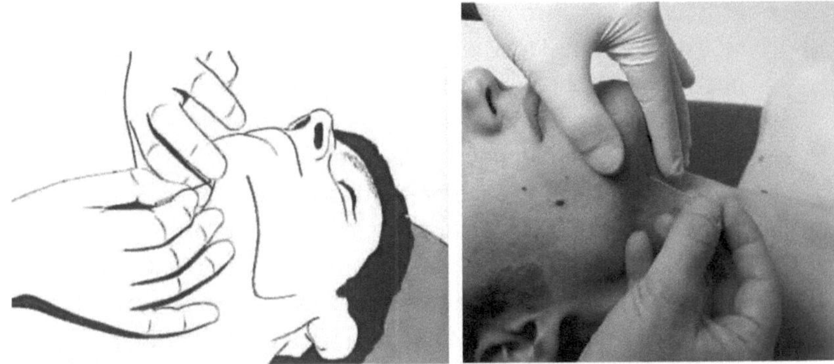

Figura 5. PS para PGM en vientre anterior del músculo digástrico (40, 66).

  - Vientre posterior: Para la punción, se localizan los PGM detrás y medial al ángulo de la mandíbula. El fisioterapeuta ahorquilla el PGM con los dedos índice y medio, acercándolo a la piel mediante presión firme. Se utiliza una aguja de 0,16 mm x 25 mm, con precaución debido al riesgo de dañar las estructuras neurovasculares cercanas (73).

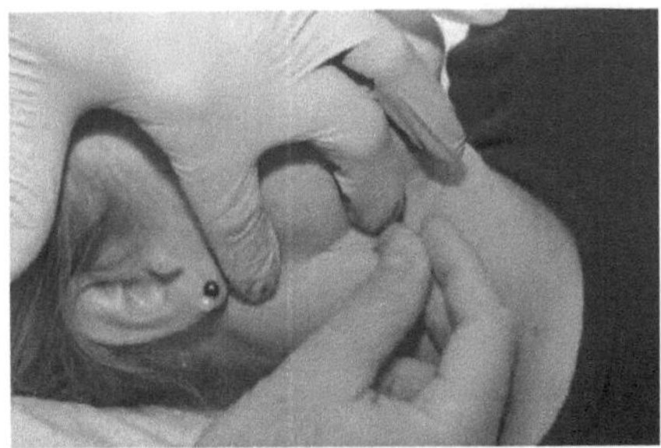

Figura 6. PS para PGM en vientre posterior del músculo digástrico (66).

- Precauciones: En el vientre posterior, la cercanía de estructuras neurovasculares hace necesario tomar precauciones para evitar complicaciones. Estas son similares a las precauciones tomadas en la punción del vientre anterior (73).

4.1.6. Músculos fasciales.

- Dolor referido y síntomas (74):

  - Músculo cigomático mayor: El patrón de dolor referido descrito por se extiende a lo largo del borde de la nariz, hacia arriba sobre el puente nasal hasta la parte media de la frente. Los PGM en este músculo pueden causar tensión muscular al abrir la boca y una leve resistencia para mantener el cierre labial.
  - Músculo buccinador: El dolor referido se proyecta por la mejilla en el área del maxilar. También puede generar odontalgia no odontogénica en los caninos e incisivos del área maxilar. Otros síntomas incluyen fatiga masticatoria y dolor leve al masticar en el lado afectado.
  - Músculo procero: Los PGM pueden referir dolor profundo en la parte central del hueso nasal y la parte superior de los cartílagos nasales, incluso dentro de la cavidad nasal. El dolor puede ser descrito como similar al causado por una sinusitis, extendiéndose hacia los laterales de la nariz.
  - Músculo corrugador de la ceja: El dolor referido se presenta ligeramente por encima de la parte media de la órbita ocular, extendiéndose hacia el ángulo interno del ojo y el cartílago nasal.
- Clínica (74):
  - Músculo cigomático mayor: Tensión al abrir la boca y dificultad leve para mantener el cierre labial.
  - Músculo buccinador: Fatiga masticatoria y dolor durante la masticación, odontalgia no odontogénica.
  - Músculos procero y corrugador de la ceja: Dolor facial profundo similar a sinusitis, dolor ocular.
- Mecanismos de activación (74):
  - Cigomático mayor y buccinador: Los PGM suelen activarse como secundarios a los de la musculatura masticatoria.
  - Procero y corrugador de la ceja: Los PGM se activan por gestos faciales mantenidos, como fruncir el ceño, por cefaleas con fotofobia, cansancio ocular o astigmatismo.
- Músculos relacionados: Músculos masticatorios.
- Punción seca:

- Músculo buccinador: El paciente debe estar en decúbito supino o lateral. Los PGM se localizan en la parte media de la mejilla, equidistantes entre el ángulo de la boca y el ramo mandibular. Se palpa el músculo en pinza con un dedo dentro de la boca y otro por fuera. La aguja se inserta hacia el dedo interno, con cuidado de no pinchar accidentalmente este (74).
- Músculo cigomático mayor: La punción es similar a la del buccinador, pero en una zona más alta, cerca del borde de la nariz (74).

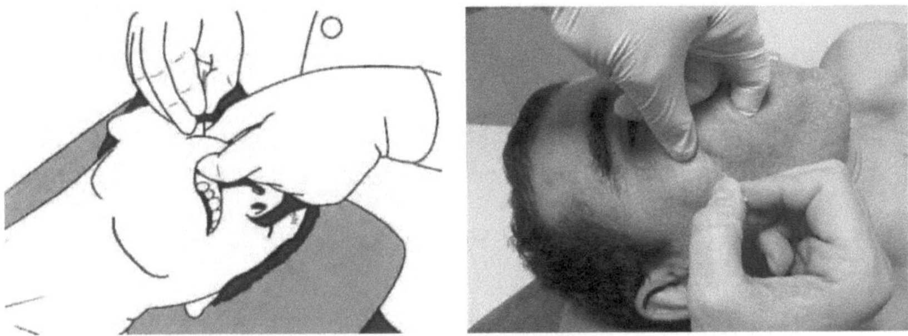

Figura 7. PS para PGM en cigomático mayor (40, 66).

- Músculos procero y corrugador de la ceja: Estos músculos pueden pincharse en plano o en pinza. Se recomienda usar la técnica de los giros para estos músculos (74).

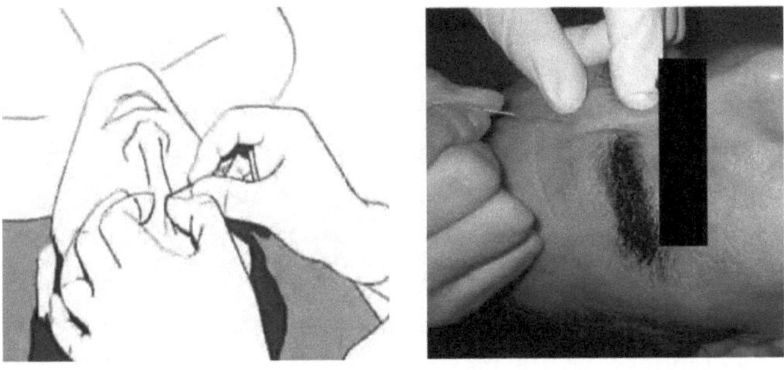

Figura 8. PS para PGM en procero con técnica en pinza (40, 66).

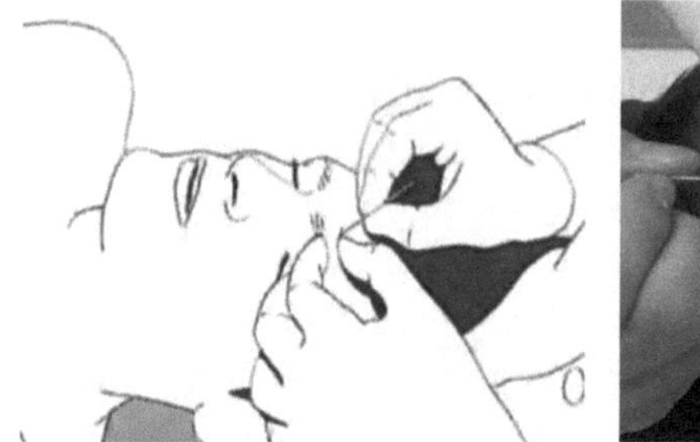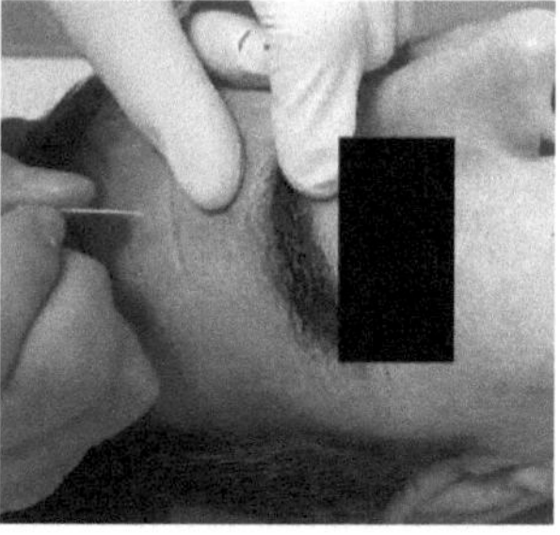

Figura 9. PS para PGM en corrugador de la ceja (40, 66).

- Para todos estos músculos se recomienda una aguja de 0,16 mm x 25 mm.
- Peligros y precauciones: Para los músculos buccinador y cigomático mayor, es importante tener cuidado con las estructuras nerviosas cercanas (74).

4.2. Musculatura del cuello.

4.2.1. Trapecio.

- Mecanismos de activación (75, 76):
  - Directos: Traumatismos cervicales, acciones repetitivas (nadar, usar el teléfono), posturas inadecuadas (trabajo en computadora sin ergonomía).
  - Indirectos: Disfunción de otros músculos y patologías viscerales (enfermedades hepáticas, úlceras).
- Efectos en la movilidad: Aumento de la tensión muscular, pero sin restricción severa de la movilidad. Movimientos dolorosos: inclinación contralateral, abducción del hombro.
- Diagnóstico y pruebas diferenciales: Prueba de compresión para diferenciar entre PGM del trapecio y otros músculos.
- Peligros y precauciones (75, 76):
  - Trapecio Superior, PGM1: El nervio espinal se adentra en el trapecio, dividiéndose en un plexo que recibe contribuciones de C2-C4. El borde anterior del trapecio está lleno de ramas nerviosas, lo que puede causar dolor durante la punción. Es esencial palpar el nervio para evitar punciones accidentales y observar la reacción del paciente. La técnica de pinza en la punción reduce el riesgo de neumotórax.

- Trapecio Inferior, PGM4: Se debe palpar el borde medial de la escápula para asegurar que esté entre la aguja y la caja torácica. El PGM generalmente se encuentra en una zona segura sobre la escápula, pero si no es así, se aplicará la técnica del PGM3.

  Principales PGM para el trapecio (75, 76):

- PGM 1 (Trapecio superior, porción clavicular):
  - Ubicación: Parte media del borde anterior.
  - Dolor referido: Hacia la parte posterior del pabellón auditivo, la sien y la región del masetero.
  - Activación secundaria: Puede activar PGM en el ECM y los maseteros.
  - Punción seca:
    - Posición: Paciente en decúbito prono.
    - Aguja: 0,25 mm x 25 mm, sujeción en pinza y dirección ventral de la aguja.
    - Efectos: Espasmos locales.

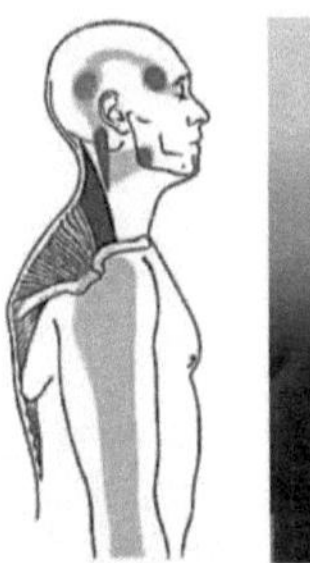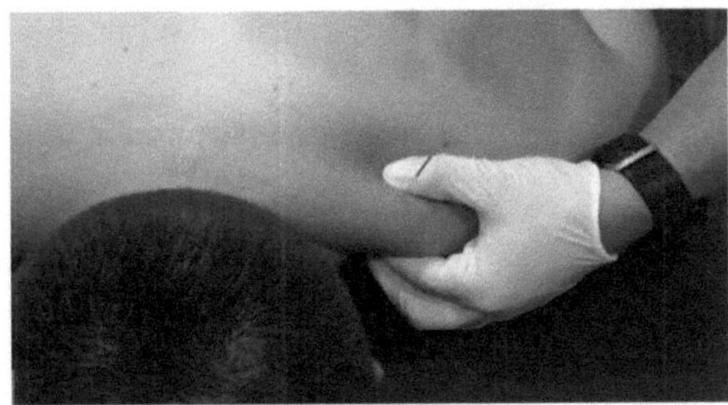

Figura 1. Dolor referido a partir de los PGM (zona y puntos gris en la figura) de las fibras claviculares del trapecio superior hacia el brazo (PGM1) y punción (PGM1) del trapecio superior en la porción más anterior (40).

- PGM2 (Trapecio superior, porción acromial):
  - Dolor referido: Hacia la región suboccipital.
  - Efectos: Aumento de la tensión y grosor del músculo afectado.
  - PS:
    - Posición: Decúbito prono.
    - Aguja: 0,30 mm x 40 mm, dirección ventral.

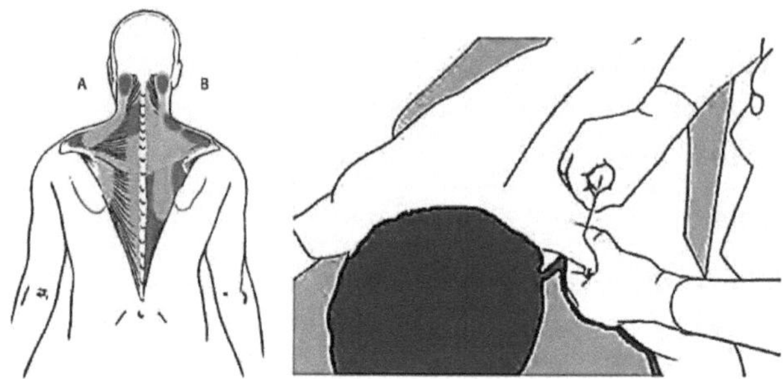

Figura 2. A. Patrón de dolor referido de las fibras posteriores del trapecio superior (PGM2). B. Patrón de dolor referido más habitual de los PGM centrales del trapecio inferior (PGM3). Así como la punción del trapecio superior (40).

- PGM 3 (Trapecio inferior):
  - Ubicación: Fibras más inferiores.
  - Dolor referido: Profundo y desagradable en el trapecio superior; puede causar elevación y basculación anterior de la escápula.
  - PS:
    - Posición: Decúbito prono con brazo en abducción.
    - Aguja: 0,25 mm x 25 mm, dirección horizontal y tangencial al tórax de la aguja acompañada de palpación plana.

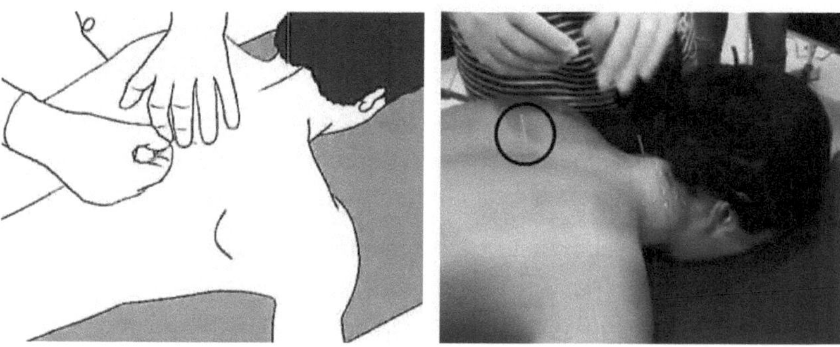

Figura 3. Punción de los PGM del trapecio inferior (señalado por un círculo en la figura de la derecha) (40, 66).

- PGM 4 (Insercional):
  - Ubicación: Espina de la escápula.

- Síntomas: Sensación de escozor constante en el borde medial de la escápula.
- PS:
  - Posición: Decúbito prono o lateral con brazo en abducción.
  - Aguja: 0,25 mm x 25 mm, dirección a la espina de la escápula.

- PGM 5 (Trapecio medio):
  - Ubicación: Parte central.
  - Síntomas: Puede provocar piloerección y escalofríos en la cara lateral del brazo.
  - PS: Similar a PGM3 con introducción de la aguja con inclinación para evitar lesiones pulmonares.
- PGM 6 (Insercional del trapecio medio):
  - Ubicación: Cerca del acromion.
  - Dolor referido: A esta zona.
  - PS:
    - Posición: Decúbito prono.
    - Aguja: 0,30 mm x 50 mm, dirección oblicua hacia la fosa supraspinosa.
- PGM 7 (Cutáneo):
  - Descripción: Hallazgo casual relacionado con piloerección; rara vez requiere intervención.
  - Síntomas y Dolor Referido:
  - Cefaleas y cervicálgias: Relación con PGM en el trapecio superior.
  - Síndrome del túnel carpiano: Posible correlación.
  - Otros síntomas: Fotofobia en pacientes con síndrome cervical crónico postraumático.
  - PS: Técnica superficial similar a PGM5.

4.2.2. Esternocleidomastoideo.

El músculo esternocleidomastoideo (ECM) es propenso a desarrollar puntos gatillo miofasciales (PGM) que pueden provocar síntomas en diversas áreas del cuerpo. Los PGM pueden estar localizados tanto en la porción esternal como en la clavicular del ECM, y cada una tiene un patrón distinto de dolor referido (77, 78).

- Dolor referido (77, 78):
  - División esternal: El dolor puede irradiarse al vértice de la cabeza, región occipital, mejilla, ojo y parte superior del esternón. Los

pacientes pueden experimentar síntomas vegetativos, como lagrimeo excesivo, enrojecimiento ocular, visión borrosa, congestión de senos nasales, disfagia (sensación de "bola en la garganta"), y síntomas atípicos como tos seca o cosquilleo en la garganta.

- División clavicular: Provoca dolor referido principalmente en la frente y el área auricular, que puede incluir tinnitus o alteraciones auditivas. Además, los PGM en esta área pueden causar mareos, vértigo y problemas de percepción espacial.

- Síntomas adicionales (77, 78):
  - Mareos y vértigo: Los PGM del ECM pueden causar una sensación de desorientación o mareo, a menudo descrita como una sensación de "balanceo en la cabeza", que es menos frecuente que el vértigo tradicional.
  - Restricción de movilidad: A diferencia de otros músculos cervicales, los PGM en el ECM no suelen limitar gravemente el movimiento del cuello.
  - Náuseas y vómitos: En algunos casos, el mareo también puede ir acompañado de estos síntomas.
- Los PGM del ECM pueden ser activados por varios factores (77, 78):
  - Posturales: Mantener la cabeza en una posición adelantada, girada o extendida durante mucho tiempo puede desencadenar PGM.
  - Traumáticos: El latigazo cervical, común en accidentes de tráfico, es un factor activador frecuente de PGM en el ECM.
  - Respiratorios: Pacientes con enfermedades respiratorias como el asma o la enfermedad pulmonar obstructiva crónica (EPOC) pueden sobreutilizar el ECM, lo que contribuye a la formación de PGM.
  - Factores indirectos: Los PGM en otros músculos como el pectoral mayor, los escalenos o el digástrico pueden activar los PGM del ECM.
- Punción seca del ECM: La punción seca es un tratamiento que puede ser efectivo para desactivar los PGM del ECM. Sin embargo, existen riesgos asociados debido a la proximidad de estructuras importantes como la vena yugular externa y el nervio espinal accesorio. Es crucial que el terapeuta siga precauciones específicas para evitar complicaciones como equimosis o daño nervioso. La técnica implica realizar una palpación cuidadosa del músculo y aplicar la aguja en un ángulo seguro para evitar estructuras subyacentes (77, 78).

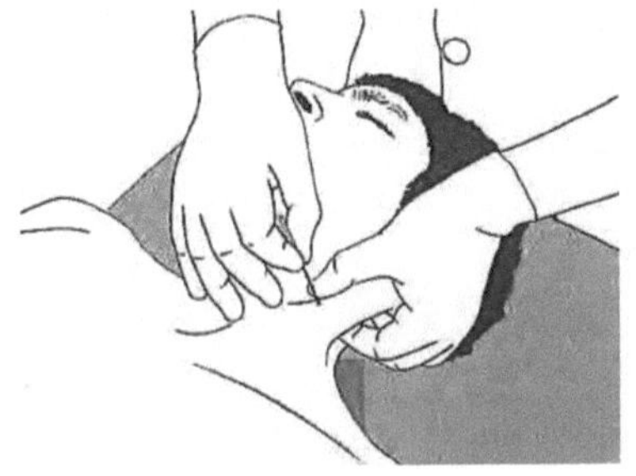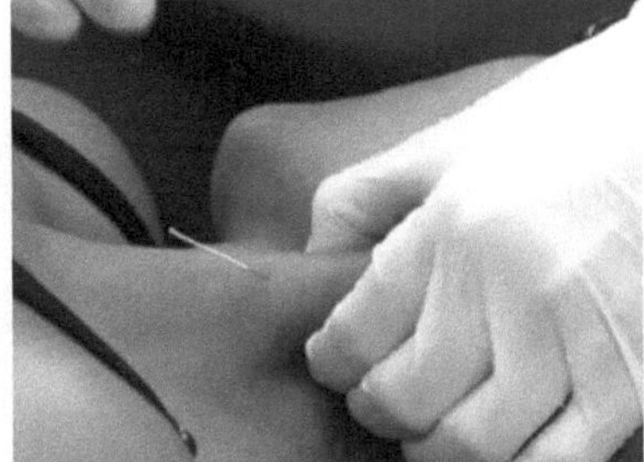

Figura 7. Punción seca de los PGM del músculo ECM (40, 66).

- Precauciones: Es importante evitar la punción profunda en el área inferior de la porción clavicular del ECM, ya que está cerca del ápice pulmonar y puede haber riesgo de neumotórax si se perfora demasiado profundo (77, 78).

4.2.3. Escalenos.

Los puntos gatillo miofasciales (PGM) en los músculos escalenos pueden generar dolor referido en distintas áreas, tanto en la región cervicoescapular como en el miembro superior. El dolor puede también irradiarse hacia la cabeza, el tórax anterior o la zona dorsal superior, lo que puede confundirse con patologías viscerales o radiculares (79, 80).

- Dolor referido y síntomas (79, 80):
  - Cervical y hombro: El dolor puede localizarse en la región del trapecio superior, parte anterior del hombro, bíceps, tríceps y parte radial del antebrazo, llegando hasta el pulgar y el índice. Este dolor puede simular una afectación de las raíces nerviosas C5-C6.
  - Tórax anterior: En el lado izquierdo, el dolor puede confundirse con problemas respiratorios o cardíacos. Otros músculos, como el pectoral mayor o los músculos intercostales, también deben ser evaluados por la posible activación secundaria de puntos gatillo.
  - Región dorsal y escápula: Los escalenos pueden causar dolor en la parte superior de la escápula y la región interescapular, lo que podría ser confundido con problemas en el romboide o el elevador de la escápula.
  - Dolor relacionado con movimientos: Los movimientos de elevación del miembro superior o la respiración (tos, estornudos, respiración profunda) pueden exacerbar el dolor. El alivio puede obtenerse

elevando pasivamente el brazo o mediante la "prueba de alivio de los escalenos".

- Los PGM de los escalenos pueden activarse por diversos factores (79, 80):

  - Traumatismo cervical.
  - Actividades que involucren cargas pesadas o movimientos repetitivos.
  - Patologías respiratorias que aumenten el uso de la respiración torácica superior.
  - Posturas inadecuadas, especialmente durante el trabajo o en actividades cotidianas.
  - Dismetría de los miembros inferiores, escoliosis, o hemipelvis pequeña que obligue a los escalenos a compensar la inclinación del raquis cervical.
  - Los escalenos también pueden asociarse con el síndrome de desfiladero torácico (SDT), debido a su participación en la elevación de la primera costilla, lo que puede comprimir el plexo braquial.

- La punción seca superficial es altamente efectiva para los escalenos. En caso de punción profunda (79, 80):

  - Escaleno anterior: El paciente debe estar en decúbito lateral. Se localiza el músculo palpando bajo la clavícula y se inserta la aguja oblicuamente, evitando estructuras vasculonerviosas.
  - Escaleno medio: Se utiliza un enfoque similar al escaleno anterior, con una inserción más profunda y orientada hacia la parte posterior para evitar el plexo braquial.
  - Debido al riesgo de daño pulmonar, no se recomienda la punción seca profunda del escaleno posterior.

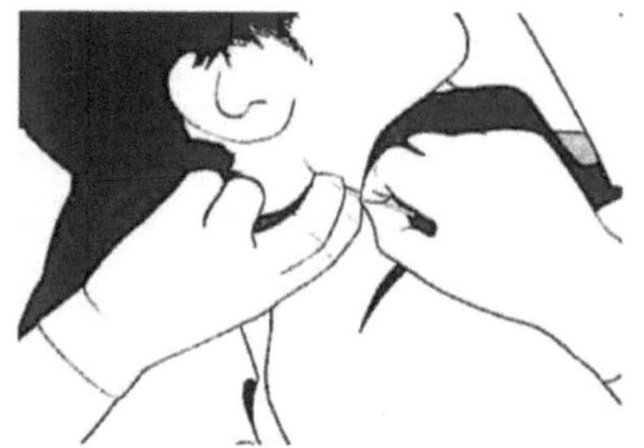
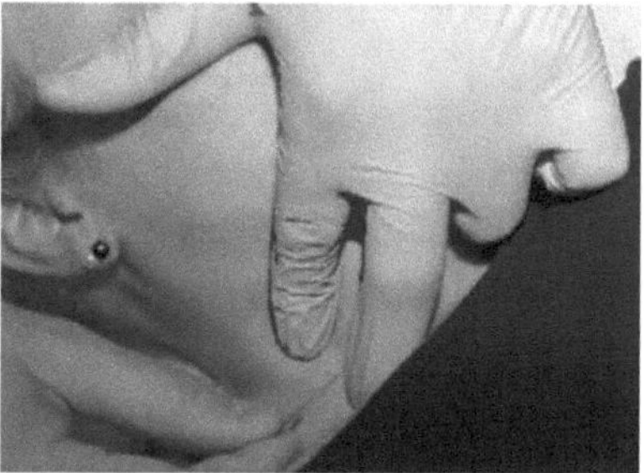

Figura 8. Punción seca de escaleno anterior y escaleno medio (40, 66).

- Precauciones: Al realizar la PS en los escalenos, se debe evitar la punción accidental de la vena yugular externa, la arteria subclavia y el vértice pulmonar. Además, es crucial tener precaución con el plexo braquial y otras estructuras sensibles cercanas. Este conjunto de síntomas y mecanismos de activación requiere una evaluación clínica cuidadosa para un tratamiento adecuado (79, 80).

4.2.4. Esplenio.

- Localización y palpación PGM: Los puntos gatillo del esplenio de la cabeza se encuentran mediante palpación en la parte medial del músculo, donde se une al borde superior del trapecio. Este músculo puede palparse en un triángulo delimitado por el ECM en la parte anterior, las fibras del trapecio superior en la parte posterior y el elevador de la escápula en la parte inferior. Las fibras del esplenio se distinguen por su orientación diagonal y por activarse durante la rotación homolateral de la cabeza, a diferencia del ECM y el trapecio superior, que son rotadores contralaterales. Para palpar los PGM del esplenio de la cabeza, se recomienda colocar la región cervical en ligera flexión y rotación contralateral, lo que facilita la identificación de las bandas tensas. Sin embargo, en algunos casos, el músculo puede estar lo suficientemente tenso para ser palpable incluso en posición neutra, como en decúbito prono. Esta posición permite evaluar ambos esplenios de la cabeza y detectar diferencias en la textura tisular antes de una exploración más específica (81, 82).
- Dolor referido: El esplenio de la cabeza presenta un patrón de dolor referido, comúnmente asociado con cefaleas homolaterales hacia el vértice. Sin embargo, la experiencia clínica muestra un patrón más amplio que incluye cefaleas en las regiones suboccipital, occipital, frontal, ocular y del oído, así como tinnitus. Para el esplenio del cuello, hay dos zonas de PGM. La primera se localiza en la región central del músculo, entre el trapecio superior y el elevador de la escápula, a la altura de la apófisis espinosa de C7. La palpación a este nivel también se realiza con la columna cervical en ligera flexión y rotación contralateral, y los síntomas suelen incluir dolor en el ángulo del cuello y rigidez cervical, que se agravan con la rotación cervical homolateral. La segunda zona de PGM se encuentra en la inserción del esplenio del cuello en los tubérculos posteriores de las vértebras cervicales superiores. Aquí, la palpación profunda puede provocar un dolor característico hacia la

región occipital y la parte posterior de la órbita. Aunque la superposición de músculos en esta área dificulta determinar con certeza la fuente del dolor, no es crucial en la práctica clínica (81, 82).

- Limitaciones funcionales: Los PGM de los esplenios de la cabeza y cuello suelen limitar la flexión y rotación contralateral pasivas, así como la rotación homolateral activa de la cabeza y el cuello. Estas disfunciones frecuentemente se asocian con problemas articulares en la región cervical y torácica superior, compartiendo patrones de dolor referido.
- Mecanismos de activación: Los dos mecanismos más comunes que activan los PGM de los músculos esplenios son el estrés postural y el latigazo cervical. Las extensiones o rotaciones sostenidas y repetitivas de la cabeza, así como posturas inadecuadas, pueden sobrecargar estos músculos, favoreciendo el desarrollo de PGM. En el caso del latigazo cervical, el esplenio de la cabeza es uno de los músculos que se ve afectado con mayor frecuencia (81, 82).
- PS del esplenio de la cabeza (81, 82):
  - Posiciones:
    - Decúbito Prono: El paciente mantiene la cabeza en posición neutra. El fisioterapeuta se coloca en la cabecera de la camilla, del lado contrario al músculo a tratar.
    - Decúbito Lateral: Se coloca con la cabeza ligeramente flexionada y rotada hacia el lado opuesto, lo que facilita la identificación y palpación del músculo.
  - Aguja: Se utiliza una aguja de 0,25 mm x 25 mm para acceder a los PGM en la región central del músculo, que se encuentran a nivel subcutáneo.
- PS del esplenio del cuello (81, 82):
  - Posición: El paciente se encuentra en decúbito lateral contralateral al lado afectado, con la cabeza apoyada en una almohada y la columna cervical en posición neutra.
  - Punción: Se utiliza una aguja de 0,25 mm x 25 mm, dirigiéndola oblicuamente hacia medial y ligeramente posterior, en la región situada justo por detrás del elevador de la escápula y por delante del borde anterior del trapecio superior.
  - Puntos de Inserción: La técnica para la punción del PGM insercional del esplenio del cuello es similar a la utilizada para otros músculos

cervicales, como el semiespinoso del cuello y los multífidos cervicales.

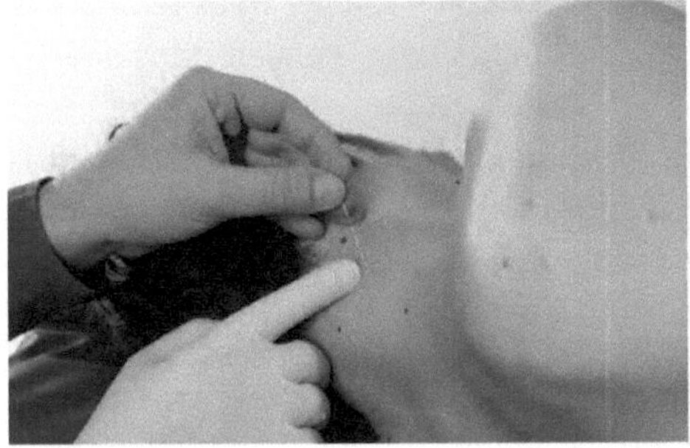
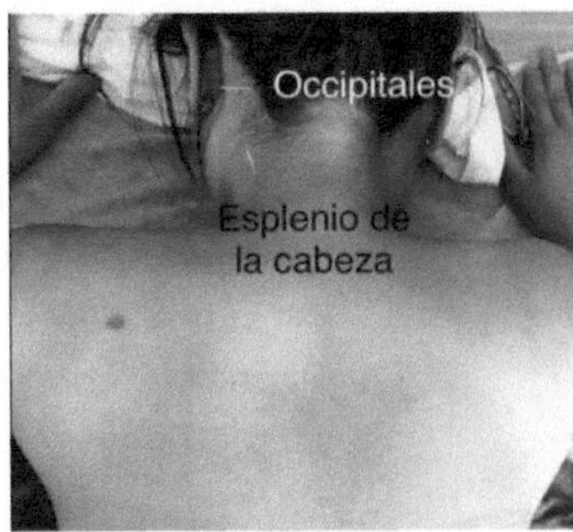

Figura 9. PS para PGM en esplenio de la cabeza (66).

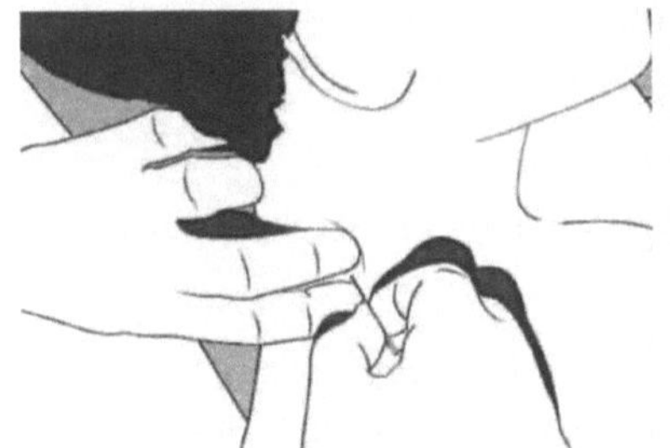
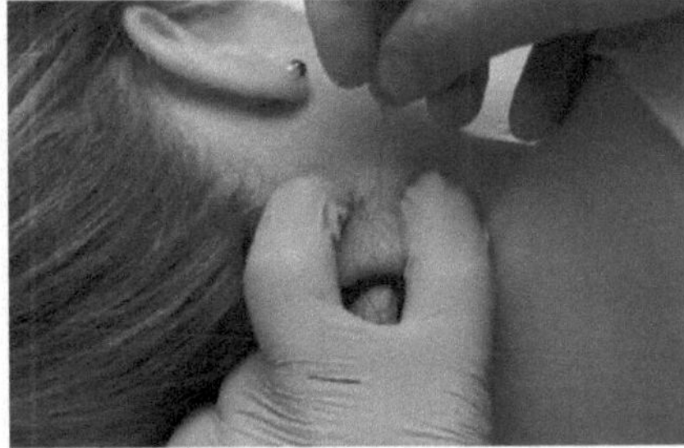

Figura 10. PS para PGM en esplenio del cuello (40, 66).

- Peligros y precauciones (81, 82):
  - Esplenio de la Cabeza: Debido a la cercanía de la arteria vertebral, si se realiza punción profunda por encima de C2, la aguja debe dirigirse hacia la apófisis mastoides para minimizar riesgos.
  - Esplenio del Cuello: Existe el riesgo de punción del pulmón. Para evitar esto, la aguja no debe dirigirse en dirección caudal, sino solo medial y ligeramente posterior.

4.2.5. Longísimo y semiespinoso de la cabeza.

- PG, dolor referido y mecanismos de activación (83, 84):
  - Semiespinoso de la cabeza:
    - Estructura: El músculo semiespinoso de la cabeza se divide en tres regiones: superior, media e inferior, lo que permite la existencia de PGM en cada una de estas divisiones.
    - Patrones de dolor referido:

o División Superior: Localización de PGM en zona suboccipital, a 1-2 cm de la línea media. Dolor referido en banda que se extiende desde la región occipital hacia las áreas temporal y frontal, a menudo confundido con cefalea tensional o cervicogénica.

o División Media: Localización de PGM lateral a las apófisis espinosas de C3-C4. Dolor referido en proyección a la región occipital del mismo lado que los PGM.

o División Inferior: Localización entre C7 y T2. No se ha descrito un patrón de dolor referido específico.

- Palpación: Dificultades en la palpación manual debido a la cobertura por el trapecio superior y el esplenio de la cabeza. Se puede palpar bandas tensas si el trapecio superior está relajado.

• Longísimo de la cabeza (83, 84):
  - Localización: Desde C2 hasta la unión de C3-C4.
  - Dolor referido: Concentra en la región del oído, cuello y detrás del ojo.

  - Síntomas Comunes: Cefalea siguiendo los patrones de dolor descritos. Hipersensibilidad a la presión en la parte posterior de la cabeza y el cuello. Limitación dolorosa de la movilidad cervical, especialmente en flexión. Posibles disfunciones articulares en la región cervical superior (C0-C3).
  - Mecanismos de Activación: Traumatismo Agudo (latigazo cervical). Estrés postural como permanecer en sedestación prolongada con la cabeza en posición adelantada.
  - Activación de otros músculos: PGM de músculos adyacentes como trapecio superior y esplenio de la cabeza.
  - Patología radicular o disfunciones articulares: En la columna cervical pueden ser factores que perpetúan la activación.
- PS (83, 84):
  • Técnica para semiespinoso de la cabeza:
    - Posición del Paciente: Decúbito prono, cabeza en posición neutra.
    - Aguja: 0,25 mm x 25 mm.
    - Inserción Craneal: Dirigida hacia el hueso occipital para evitar la arteria vertebral.
    - Precauciones: Evitar la punción del nervio occipital mayor.

- Punción de PGM centrales:
  - Aguja: 0,25 mm x 25 mm.
  - Dirección: Posteroanterior, cuidando de no puncionar el nervio occipital mayor.
  - Riesgos: Uso de agujas de longitud superior a la recomendada puede provocar punción accidental de la arteria vertebral, conducto vertebral, agujero magno y articulaciones cigapofisarias.

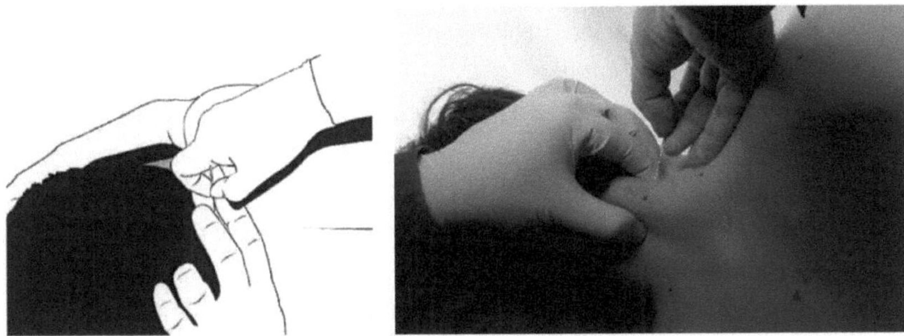

Figura 11. PS para PGM en semiespinoso de la cabeza y del cuello (40, 66).

- Técnica para longísimo de la cabeza:
  - Aguja: 0,25 mm x 25 mm.
  - Dirección: Anterior y lateral, a la altura de C3.
  - Precauciones: Difícil identificación por debajo de C4, sin riesgos significativos.

4.2.6. Suboccipitales.

Los puntos gatillo miofasciales (PGM) en los músculos suboccipitales son una fuente común de dolor referido, principalmente en la cabeza y la región cervical. Debido a la profundidad de estos músculos, es difícil detectar los PGM mediante palpación directa. En su lugar, se utilizan indicadores como la sensibilidad a la presión profunda y la tensión de los tejidos en la región suboccipital. La aparición de dolor referido al presionar esta área y el incremento del dolor al realizar contracciones craneocervicales activas también son criterios diagnósticos clave (85, 86).

- Dolor referido y síntomas asociados: Los PGM en los músculos suboccipitales suelen provocar un patrón de dolor referido intracraneal que se extiende a varias áreas, incluyendo occipital, temporal, frontal y los ojos. Este tipo de dolor a menudo se confunde con otras afecciones, como cefalea tensional, cefalea cervicogénica, neuralgia occipital o dolor cervical crónico. En algunos casos, los PGM en esta área pueden generar dolor bilateral, y es importante destacar la ausencia de dolor en la propia región suboccipital, lo que podría estar asociado a PGM en otros músculos cercanos (85, 86).

- Diversos factores pueden activar los PGM en los músculos suboccipitales, entre ellos (85, 86):
  - Posturas mantenidas, especialmente aquellas que implican flexión, extensión o rotación prolongada de la cabeza, como la posición adelantada de la cabeza.
  - Defectos visuales no corregidos que obligan a una posición de la cabeza no natural.
  - Movimientos repetitivos de la cabeza.
  - Lesiones por latigazo cervical, que frecuentemente causan cefaleas y mareos.
  - Los PGM en los músculos suboccipitales también se asocian a una restricción de movilidad en la columna cervical superior, especialmente en flexión, inclinación lateral y rotación craneocervical. En particular, la restricción en la flexión puede ser indicativa de una disfunción articular en C0-C1 o mecanosensibilidad del tejido neural.
- Diagnóstico y tratamiento: El diagnóstico de los PGM en los músculos suboccipitales puede apoyarse en pruebas como el Test de Flexión-Rotación (FRT), que mide la movilidad pasiva de la columna cervical en rotación. Un resultado positivo del FRT, que indica menos de 33° de rotación, puede ser un indicativo de disfunción articular o acortamiento muscular, y es una prueba comúnmente utilizada para diagnosticar la cefalea cervicogénica. El tratamiento de los PGM en esta región incluye técnicas como la punción seca, aunque es importante tener precauciones al realizar este procedimiento, especialmente para evitar daños en la arteria vertebral o el nervio occipital mayor. La punción seca se recomienda principalmente para el músculo oblicuo inferior de la cabeza debido a su accesibilidad (85, 86).
- PS (85, 86):
  - Posición del paciente: El paciente debe estar en decúbito prono (boca abajo), con la cabeza en posición neutra, evitando cualquier

extensión cervical. Esta posición permite un acceso más seguro y directo al músculo sin comprometer estructuras adyacentes.
- Medida de la aguja: Se recomienda utilizar una aguja de 0,30 mm x 40 mm, adecuada para la profundidad del músculo oblicuo inferior.
- Dirección de la punción: La aguja debe dirigirse en un ángulo posteroanterior y ligeramente medial, apuntando hacia la lámina de C2, pero siempre evitando una inclinación craneal para minimizar riesgos.

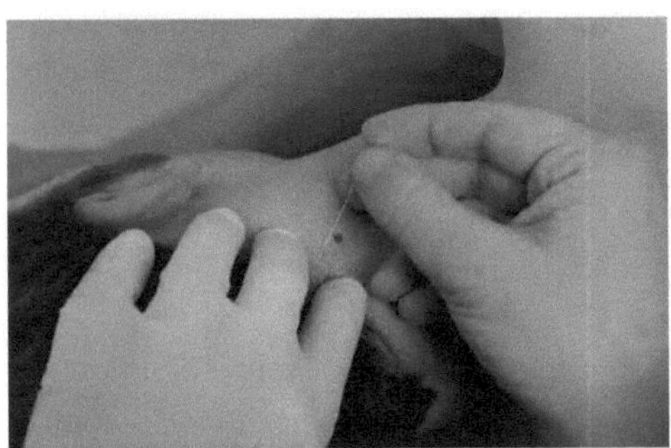
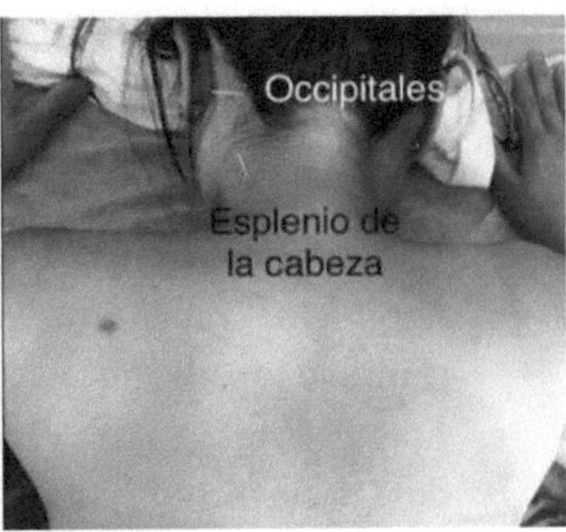

Figura 12. PS en PGM para suboccipitales (66).

- Precauciones (85, 86):
  - Arteria vertebral: Es fundamental evitar cualquier orientación craneal de la aguja para no dañar esta arteria, que se encuentra cercana al área de punción.
  - Nervio occipital mayor: Este nervio pasa por debajo y frente al músculo oblicuo inferior, por lo que se debe ser cuidadoso para no lesionarlo durante la punción.
  - Estos puntos garantizan una punción segura y eficaz del músculo oblicuo inferior de la cabeza en tratamientos de puntos gatillo miofasciales

4.3. Región escapular y hombro.

4.3.1. Elevador de la escápula.

- Dolor referido y síntomas (87, 88):
  - Dolor en el cuello: Localizado en el ángulo cervical con un patrón de irradiación hacia el borde medial de la escápula y parte posterior del hombro.

- Limitación de la movilidad del cuello: Especialmente notoria al estirar o contraer el músculo, lo que resulta en rigidez cervical, evidenciada en la rotación homolateral activa del cuello.
- Alteración en la función escapular: Puede afectar el ritmo escapulohumeral, predisponiendo al hombro a lesiones en el espacio subacromial.

- Mecanismos de activación: Los PGM del elevador de la escápula pueden ser desencadenados por tensión postural y cabeza adelante, uso del teléfono entre el hombro y la cabeza, estrés psicológico, sobrecarga por trabajo prolongado en ordenador o movimientos repetitivos del cuello, posiciones de sobreestiramiento o acortamiento, como dormir boca abajo (87, 88).
- Músculos relacionados (87, 88):
  - Agonistas: Esplenio del cuello, escalenos medio y posterior, y romboides.
  - Antagonistas: Serrato anterior (fibras inferiores), trapecio inferior y dorsal ancho. El trapecio superior y el esternocleidomastoideo frecuentemente presentan PGM concomitantes, el primero en el lado homolateral y el segundo en el contralateral.
- Punción seca: La electroestimulación percutánea de los PGM del elevador de la escápula ha mostrado efectividad en el tratamiento del dolor y la movilidad cervical en pacientes con dolor de hombro y cuello. El procedimiento de punción será el siguiente (87, 88).
  - PGM Central:
    - Paciente en decúbito lateral sobre el lado sano.
    - Palpación y sujeción del músculo en pinza.
    - Inserción de aguja de 0,30 mm x 40 mm hacia medial y ligeramente caudal.
  - PGM Insercional:
    - Paciente en decúbito lateral sobre el lado afectado, con el hombro en flexión de 90º, rotación externa y retracción.
    - Inserción de aguja de 0,25 mm x 25 mm en dirección paralela al tórax, hacia el ángulo superior de la escápula.
  - Acceso alternativo para PGM centrales cubiertos por trapecio:
    - Similar al abordaje de bloqueo del nervio escapular dorsal.
    - Sujeción en pinza y aguja de 0,30 mm x 50 mm en dirección craneal y lateral.

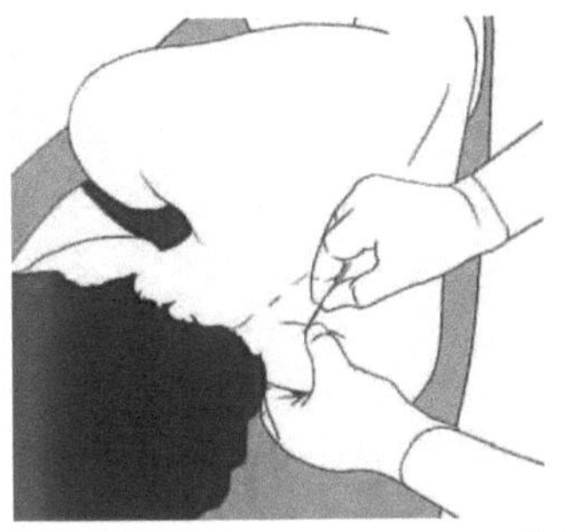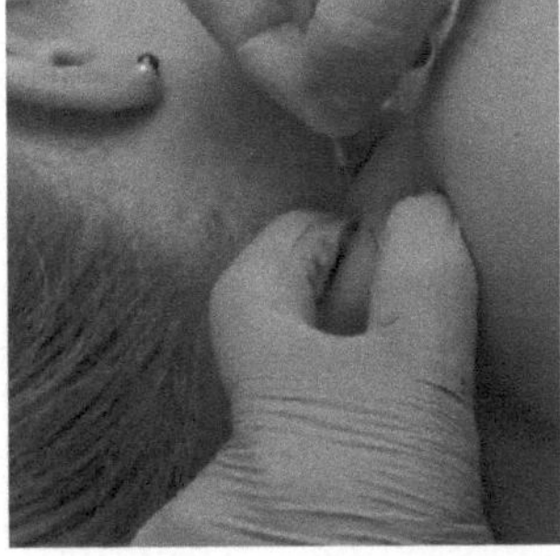

Figura 13. PS en PGM para central del elevador de la escápula (40, 66).

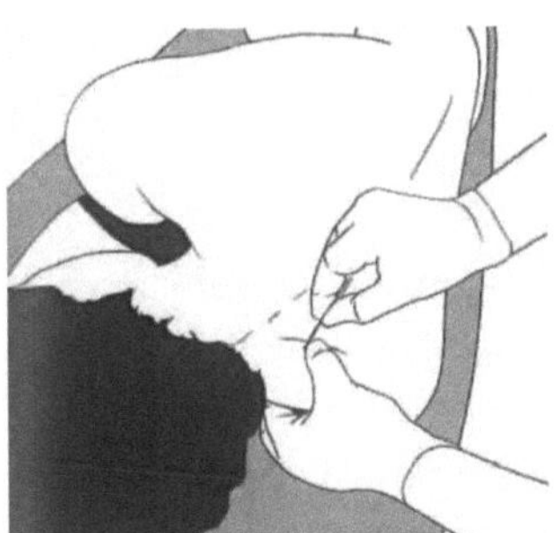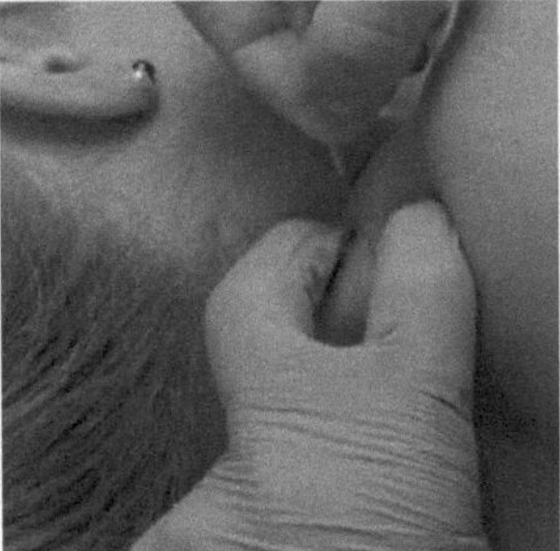

Figura 14. PS en PGM para inserción del elevador de la escápula (40, 66).

- Peligros y precauciones: Existe el riesgo de neumotórax durante el tratamiento invasivo del elevador de la escápula, por lo que se recomienda el uso del abordaje en pinza siempre que sea posible (87, 88).

4.3.2. Infraespinoso.

- Puntos Gatillo y dolor referido: El músculo infraespinoso es uno de los principales causantes de dolor referido hacia la articulación del hombro, junto con el supraespinoso y, en ocasiones, el elevador de la escápula. Bron et al. demostraron que los Puntos Gatillo Músculo (PGM) del infraespinoso son los más prevalentes en pacientes con dolor crónico no traumático de hombro, presentándose frecuentemente en sus fibras. Este dolor tiende a localizarse en la cara anterior de la articulación del hombro, extendiéndose hacia la cara anterolateral del brazo, el antebrazo y el borde radial de la mano, y puede irradiar hacia los dedos y la región cervical posterosuperior (89, 90).

- Los pacientes suelen experimentar síntomas asociados como (89, 90):

- Dificultad en actividades que combinan aducción y rotación interna (ej. abrocharse el sujetador, sacar la cartera).
  - Sensación de pesadez y debilidad.
  - Parestesias como quemazón o hormigueo en el miembro superior homolateral.
  - Fatiga de la cintura escapular, debilidad en la prensión y hiperhidrosis en la zona afectada.
  - Inestabilidad del hombro asociada a debilidad en la contracción durante la rotación externa.
- Localización de PGM: Los PGM del infraespinoso se encuentran típicamente en el tercio medio del músculo, aunque a menudo están más cerca del tercio medial. Simons et al. han documentado un PGM insercional en el borde medial de la escápula (89, 90).
- Músculos relacionados (89, 90):
  - Agonistas: redondo menor, deltoides posterior (rotación externa del hombro), y otros músculos del manguito rotador (estabilidad del hombro).
  - Antagonistas: subescapular, pectoral mayor y deltoides anterior.
- La PS puede realizarse en diferentes posiciones: Decúbito lateral sobre el lado sano, con el hombro en 70°-90° de flexión. Decúbito prono, con el brazo a lo largo del cuerpo o por fuera del borde de la camilla. Procedimiento (89, 90):
  - Decúbito lateral: El paciente se coloca sobre el lado sano, el hombro en posición de flexión, y el antebrazo apoyado. Se introduce una aguja de 0,30 mm x 40 mm hacia la escápula.
  - Decúbito prono: El paciente puede estar con el brazo a lo largo del cuerpo o extendido.

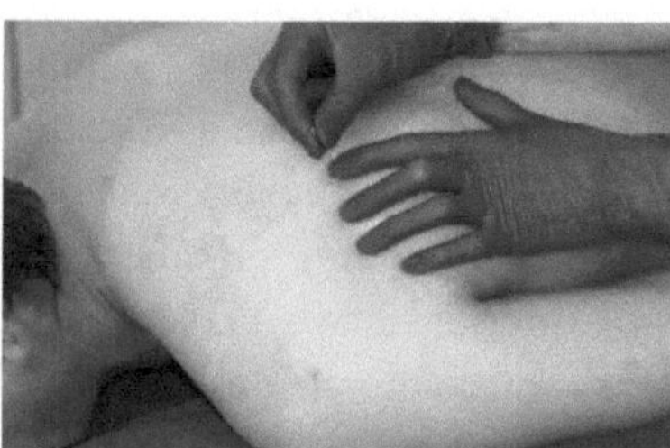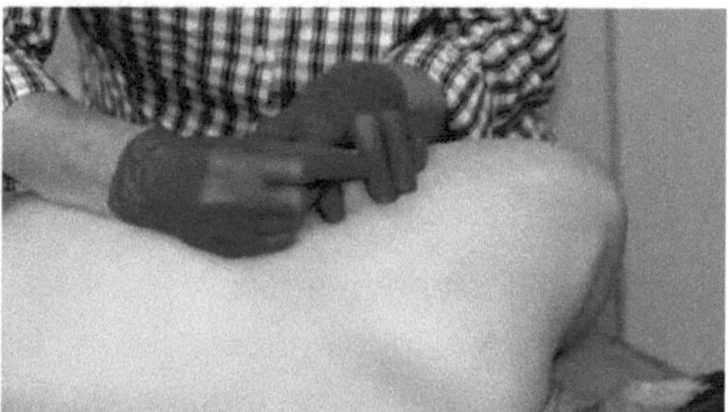

Figura 15. PS para PGM en infraespinoso en decúbito posterior y decúbito lateral (66).

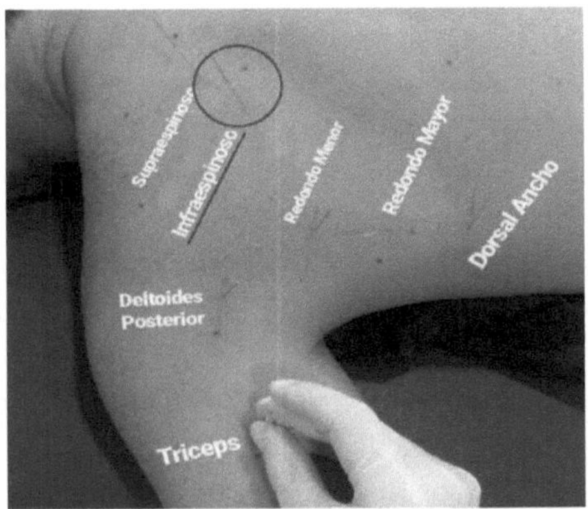

Figura 16. Aguja de PS para infraespinoso posición decúbito prono.

- Peligros y Precauciones: Riesgo de neumotórax y daño a la escápula, especialmente si existe una malformación congénita (faraminae) que podría llevar a perforación. Se estima que entre el 0,8% y el 5,4% de la población presenta esta condición. Es crucial evitar profundizar demasiado con la aguja para prevenir estos riesgos (89, 90).

4.3.3. Subescapular.

- Patrón de dolor referido: El dolor referido de los PGM del músculo subescapular se concentra principalmente en la parte posterior del hombro. Este dolor puede irradiar hacia la parte posterior del brazo hasta el codo y, en ocasiones, causar hiperestesia o dolor en forma de pulsera alrededor de la muñeca, especialmente en la cara dorsal. A menudo, se observa un patrón de parestesia que se extiende por toda la mano, junto con dolor en la cara anterior del hombro en el nivel del tendón, aunque no está claro si esto es dolor referido o si hay PGM insercionales.

- Síntomas asociados: Los pacientes con síndrome de dolor miofascial (SDM) del músculo subescapular tienden a experimentar dolor tanto en reposo como durante el movimiento, lo que a menudo conduce a molestias nocturnas. El acortamiento del músculo puede causar limitaciones en la movilidad, especialmente en la abducción y rotación externa. Estas características hacen que el diagnóstico más probable sea el de hombro congelado o capsulitis adhesiva.

- Activación de los PGM: Las situaciones de sobrecarga por movimientos repetitivos, como los movimientos de lanzamiento en deportes, el estilo libre en natación, luxaciones o fracturas de hombro, y períodos prolongados de inmovilización, son algunas de las posibles causas que podrían activar los PGM del músculo subescapular.

- Músculos relacionados: Los músculos redondo mayor, dorsal ancho y pectoral mayor actúan como músculos agonistas, estabilizando la articulación glenohumeral, mientras que los músculos infraespinoso y redondo menor son antagonistas del subescapular en su función rotadora.

- PS: Dada la dificultad de acceder al músculo subescapular mediante palpación, la punción seca (PS) cumple un doble objetivo: diagnóstico y tratamiento. Existen dos abordajes para explorar y tratar los PGM, el abordaje lateral o axilar y el abordaje medial.

   • Abordaje axilar: Este método es considerado el más seguro en varios estudios. El paciente se coloca en decúbito supino con el brazo en flexión o en abducción y rotación externa. Se utiliza una aguja de 0,30 mm x 50 mm, insertándola lateralmente hacia la cara anterior de la escápula, asegurando que la aguja se mantenga cerca de la caja torácica.

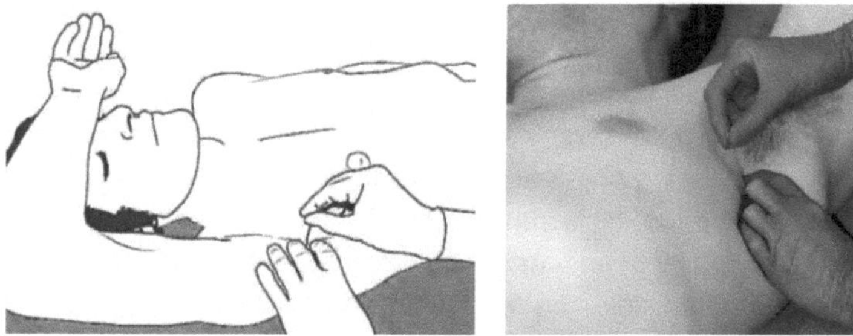

Figura 17. Punción por vía axilar de los PGM del músculo subescapular (40, 66).

   • Abordaje medial: Este abordaje se puede realizar en dos variantes: medial-superior y medial-inferior. En el primero, el paciente está en decúbito homolateral con el hombro en flexión y rotación externa. En el segundo, el paciente está en decúbito prono, con el hombro en rotación interna. Se utiliza una aguja de al menos 0,25 mm x 40 mm, curvando la aguja en dirección a la cara ventral de la escápula para evitar lesiones al pulmón.

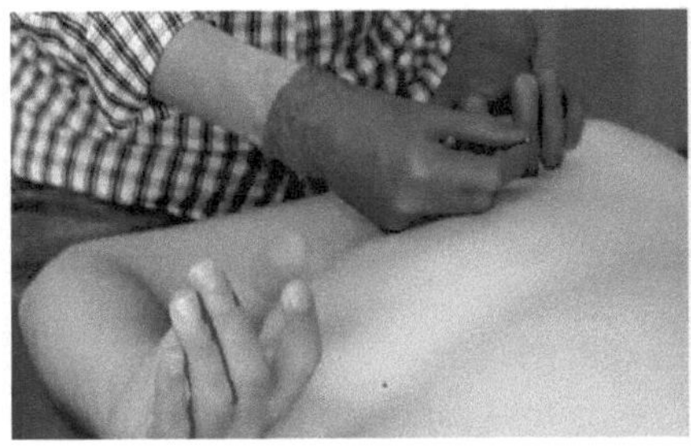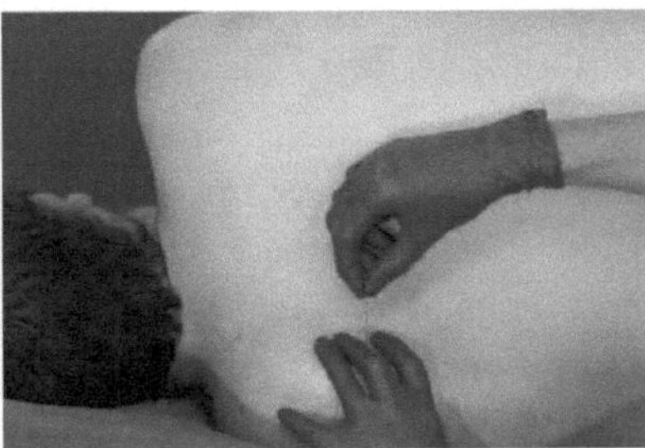

Figura 18. PS mediante abordaje medial primera figura mediante variante medial-superior y segunda figura mediante variante medial-inferior (66).

- Peligros y precauciones: El tratamiento invasivo del músculo subescapular conlleva varios riesgos, incluyendo la posibilidad de neumotórax, especialmente en el abordaje medial. También existe el riesgo de dañar los músculos adyacentes (dorsal ancho y redondo mayor) o el paquete vasculonervioso. Es fundamental utilizar ecografía o guía electromiográfica para minimizar estos riesgos. Además, la punción en pacientes con alteraciones de la coagulación es una contraindicación absoluta.

4.3.4. Supraespinoso.

- Puntos gatillo miofasciales (PGM): El músculo supraespinoso puede presentar puntos gatillo miofasciales tanto centrales como insercionales. Los puntos gatillo insercionales se localizan en la unión miotendinosa o en la inserción tendinoperióstica. También se puede encontrar un PGM en el cuerpo del tendón, el cual también se clasifica como insercional (88, 89, 90).
- Dolor referido y síntomas: Los PGM centrales suelen provocar un dolor profundo en el hombro que se extiende hacia la región deltoidea media y puede irradiar hacia la cara lateral del brazo y antebrazo, sin llegar a la muñeca. En ocasiones, el dolor puede percibirse en el epicóndilo, lo que puede hacer pensar en epicondilitis o epicondilalgia lateral. Los PGM insercionales concentran el dolor en torno al "muñón" del hombro. Estos puntos suelen conducir a diagnósticos de tendinopatías del manguito rotador o bursitis subdeltoidea. Además, los pacientes suelen presentar dolor tanto durante la actividad física como en reposo. El dolor es notable especialmente durante el movimiento de abducción o cuando el paciente mantiene el brazo en esa posición (88, 89, 90).

- Mecanismos de activación: El músculo supraespinoso puede activarse y desarrollar PGM en situaciones como sobrecarga por cargas pesadas colgadas del brazo, hiperactividad de músculos como el dorsal ancho o el pectoral mayor, movimientos repetitivos por encima de la cabeza, como en deportes o actividades laborales, traumatismos directos sobre la región del hombro (88, 89, 90).
- Tratamiento mediante punción seca (88, 89, 90):
  - Para los PGM centrales ubicados en la fosa supraespinosa, el paciente se coloca en decúbito lateral contralateral con el brazo pegado al cuerpo y el hombro elevado. El fisioterapeuta introduce una aguja de 0.30 mm x 50 mm en dirección craneocaudal y ligeramente orientada hacia delante.
  - Para los PGM insercionales en el tendón, el paciente debe estar en rotación interna, extensión y aducción, con la mano y el antebrazo detrás del cuerpo. Se emplea una aguja de 0.25 mm x 25 mm.

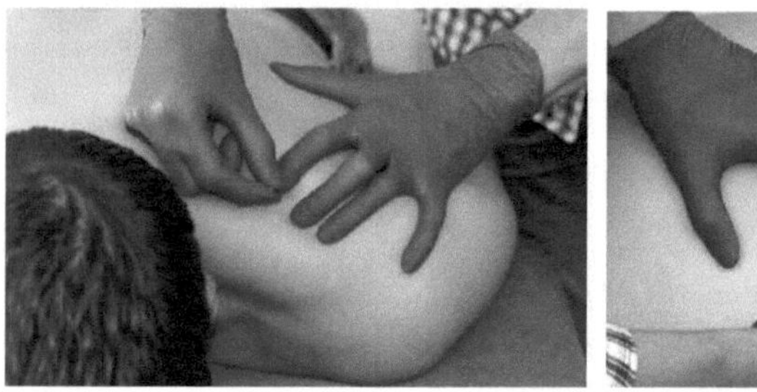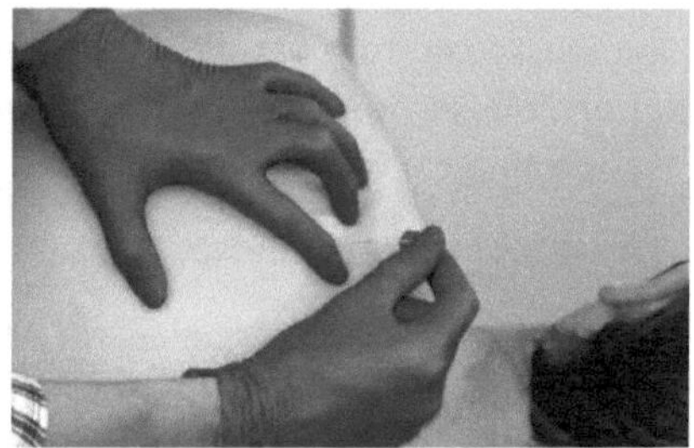

Figura 19. PS en PGM en supraespinoso en decúbito prono y decúbito lateral (66).

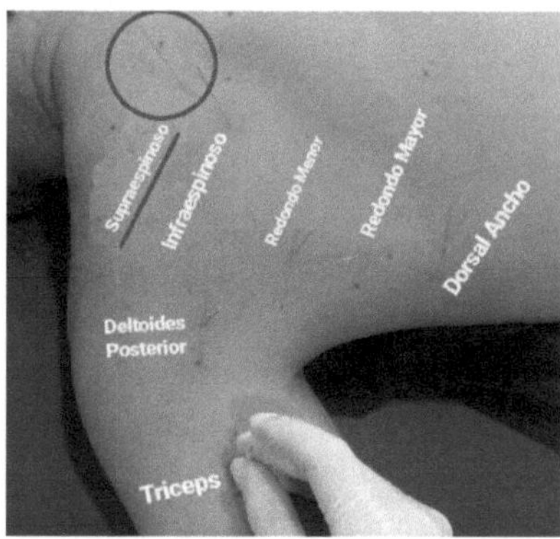

Figura 20. PS para PGM en supraespinoso.

- Precauciones importantes (88, 89, 90):
  - Riesgo de neumotórax: Especial cuidado en los PGM situados en la fosa supraespinosa, elevando la escápula para evitar que la aguja penetre en el tórax.
  - Asepsia rigurosa en la punción de los PGM insercionales del tendón debido a la proximidad a la bolsa subacromial o cavidad articular.

4.3.5. Deltoides.

- Distribución y localización de los PGM: Los puntos gatillo miofasciales (PGM) del músculo deltoides pueden encontrarse en las diferentes secciones de este músculo, que incluyen las divisiones anterior, media y posterior. Estos PGM se suelen localizar preferentemente en la parte media de las divisiones anterior y posterior, mientras que en la porción media, debido a la configuración multipenniforme del músculo, pueden aparecer a lo largo de toda su extensión (91, 92).
- El patrón de dolor referido varía según la sección afectada del músculo (91, 92):
  - Fibras anteriores: El dolor se localiza en la parte anterior y media del hombro.
  - Fibras medias: El dolor se irradia hacia la cara lateral del hombro, extendiéndose ligeramente hacia áreas adyacentes.
  - Fibras posteriores: Generan dolor en la parte posterior del hombro, con un leve desbordamiento hacia la parte posterior del brazo y el área anterior del mismo. En algunos casos, este patrón de dolor se puede extender hacia el trapecio superior y hasta la parte posterior del brazo, casi hasta el codo.
- Síntomas: Los pacientes con PGM en el deltoides generalmente refieren dolor durante el movimiento y rara vez en reposo. Además, pueden presentar debilidad e incapacidad para realizar ciertos movimientos, como la abducción del hombro. En algunos casos, los PGM en el deltoides anterior pueden generar una sensación de bloqueo o "enganche" doloroso alrededor de los 15º de abducción, lo que se puede deber a una disfunción simultánea del músculo supraespinoso. La afectación del deltoides posterior puede limitar movimientos como la rotación interna y la aducción (por ejemplo, al intentar alcanzar la parte posterior del cuerpo). Estos PGM también pueden alterar la inhibición recíproca entre músculos antagonistas, lo que genera un retraso en la

relajación de estos y compromete el control del movimiento voluntario (91, 92).

- Mecanismos de activación: Los PGM en el deltoides pueden ser activados por traumas directos, sobrecarga en actividades repetitivas o en relación con PGM en músculos adyacentes. Se han encontrado PGM en el deltoides en un 50% de los pacientes con dolor inespecífico de hombro. La localización de este músculo, que se encuentra en el área de referencia de otros PGM, lo hace propenso a la activación secundaria por PGM clave en músculos como el supraespinoso o el trapecio (91, 92).
- PS: El tratamiento de los PGM en el deltoides mediante punción seca es relativamente sencillo. A continuación, se detalla el abordaje según la porción afectada del músculo (91, 92).
  - Fibras anteriores: Se trata con el paciente en decúbito supino. Se puede usar la técnica de palpación plana, donde se inserta la aguja (0,25 mm x 25 mm) de forma anteroposterior hasta contactar el húmero. Alternativamente, en algunos pacientes, el deltoides anterior puede ser tratado con palpación en pinza, en cuyo caso la aguja se introduce de manera mediolateral.
  - Fibras medias: La posición ideal es el decúbito lateral sobre el lado sano, con el brazo a lo largo del cuerpo. La aguja se dirige hacia el húmero en dirección lateromedial, utilizando una aguja de 0,30 mm x 40 mm si es necesario.
  - Fibras posteriores: Se puede abordar con el paciente en decúbito lateral o prono, con el hombro en flexión de 90°. Otra opción es colocar al paciente en decúbito lateral con el brazo en rotación interna y abducción, apoyando la mano en la pelvis posterior, lo que facilita la localización del PGM en las fibras posteriores del músculo.

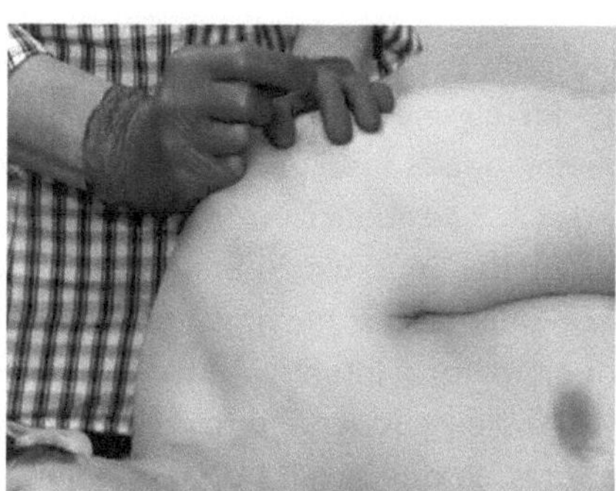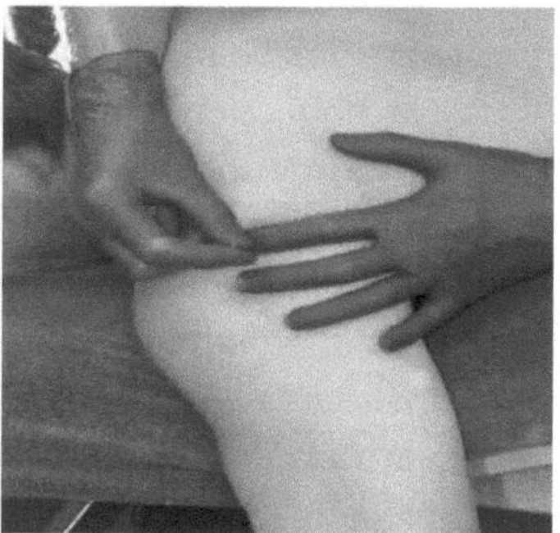

Figura 21. PS de la parte media del músculo deltoides con el paciente en decúbito lateral y PS de la parte posterior del músculo deltoides con el paciente en decúbito prono (66).

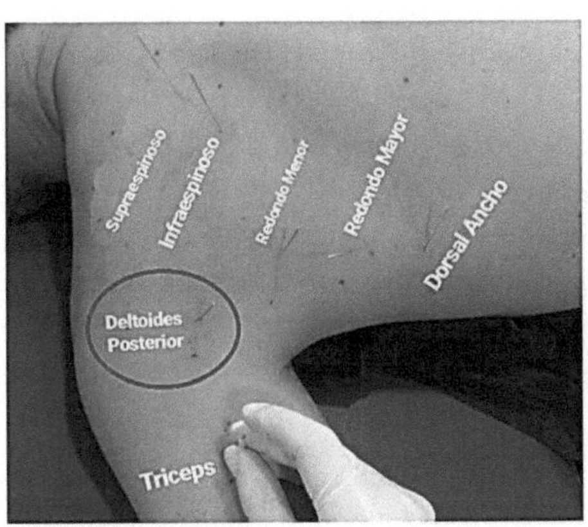

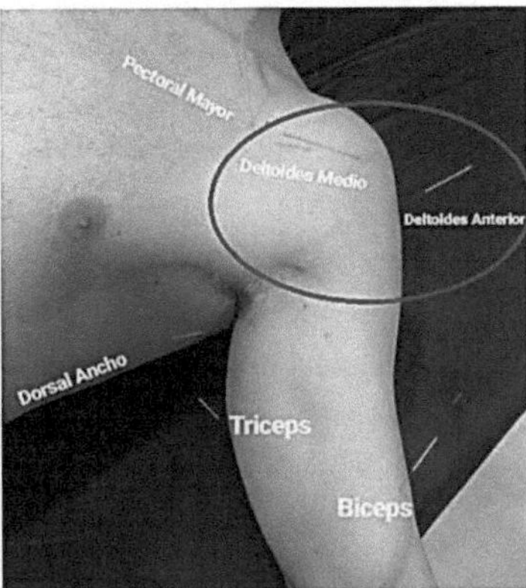

Figura 22. PS de la parte posterior del músculo deltoides con el paciente en decúbito prono y PS para deltoides medio y anterior en decúbito supino.

- Precauciones y peligros Al realizar la punción seca en el deltoides, hay ciertos riesgos a tener en cuenta (91, 92):
  - Cápsula articular y articulación: Existe la posibilidad de que la aguja atraviese la cápsula articular si el PGM está cerca de la articulación, por lo que se recomienda extremar la asepsia.
  - Vena cefálica: Durante el abordaje de las fibras anteriores, la aguja puede entrar en contacto con la vena cefálica, por lo que es importante dirigirla fuera de la ubicación de este vaso y realizar una compresión prolongada después de la punción para evitar hematomas.

4.3.6. Redondo menor.

- Localización de los PGM: El músculo redondo menor, según Simons et al., es uno de los músculos que menos frecuentemente se ve afectado en la región del hombro. Los puntos gatillo miofasciales (PGM) en este músculo se encuentran entre el infraespinoso, en la parte superior, y el redondo mayor, en la parte inferior, ubicándose generalmente entre sus inserciones en la escápula y el húmero (93, 94, 95).

- Dolor referido: El dolor relacionado con los PGM del redondo menor se percibe en la parte posterior del hombro, en la zona de inserción del deltoides posterior, y puede extenderse de manera leve hacia la parte posterior del brazo. Los pacientes también pueden experimentar disestesias, como hormigueo o entumecimiento en los dedos cuarto y quinto de la mano (93, 94, 95).
- Síntomas: Los síntomas principales en pacientes con PGM activos en el músculo redondo menor incluyen (93, 94, 95):
  • Dolor: Este es más notorio que la limitación de la movilidad y aumenta cuando el músculo se contrae o se estira. Actividades como alcanzar objetos detrás del cuerpo, realizar gestos de escalada o movimientos como armar el brazo para lanzar tienden a exacerbar el dolor.
  • Engrosamiento palpable: Los pacientes pueden sentir un engrosamiento en la zona de dolor, lo que a veces lleva a diagnósticos erróneos como bursitis subdeltoidea.
  • Atrofia e inestabilidad: El músculo redondo menor puede sufrir atrofia en algunos casos de dolor de hombro, afectando hasta al 3% de los pacientes. Esta lesión se relaciona con el síndrome del espacio cuadrangular y atrapamiento del nervio axilar, lo que puede deberse a variaciones anatómicas del músculo o del tronco nervioso.
- Mecanismos de activación: Los movimientos que provocan contracciones en acortamiento o estiramientos del músculo redondo menor, como los gestos de rotación externa y aducción horizontal del hombro, son los principales desencadenantes del dolor. Este músculo trabaja en conjunto con el infraespinoso, el deltoides posterior y el resto de los músculos del manguito rotador, principalmente en la rotación externa y la estabilización de la articulación glenohumeral. Los músculos antagonistas del redondo menor incluyen el subescapular, el pectoral mayor y el deltoides anterior (93, 94, 95).
- PS: El tratamiento mediante punción seca para los PGM del redondo menor sigue un procedimiento similar al descrito para el músculo infraespinoso. Se recomienda el uso de una aguja de 0,30 mm x 40 mm y se realiza con cuidado de seguir la dirección correcta de la aguja hacia el omóplato (93, 94, 95).

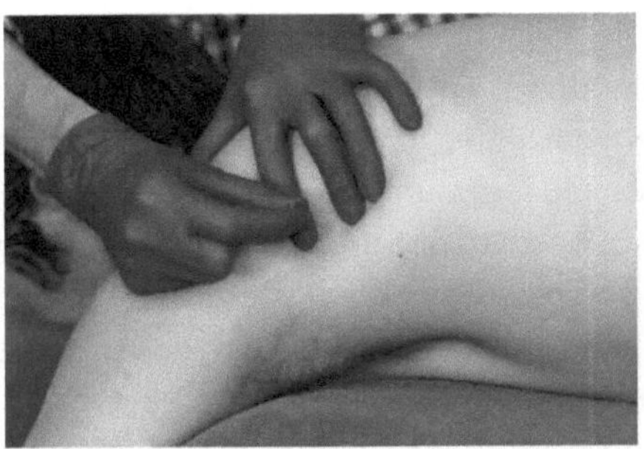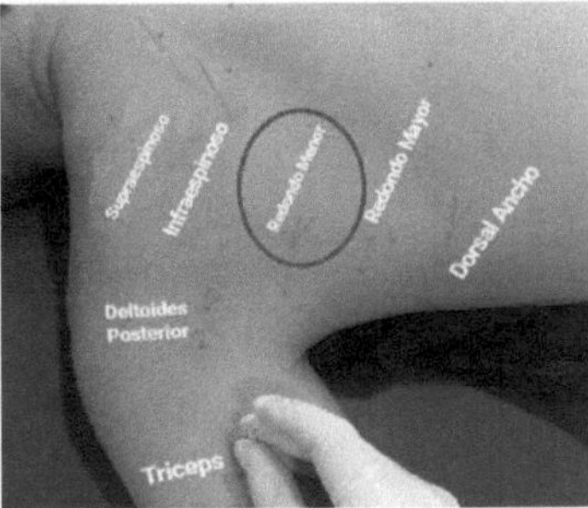

Figura 23. PS del músculo redondo menor con el paciente en decúbito prono (66).

- Peligros y precauciones: Al realizar la punción seca en el redondo menor, hay que tener en cuenta el riesgo de neumotórax, especialmente en pacientes con volumen muscular considerable, donde la palpación puede ser menos precisa. Para evitarlo, es importante dirigir la aguja en paralelo al plano de la escápula, asegurándose de que no atraviese hacia el tórax (93, 94, 95).

4.3.7. Redondo mayor.

- Localización y activación de los PGM: Los puntos gatillo miofasciales (PGM) activos del músculo redondo mayor son importantes causantes de dolor en la región del hombro. El dolor se presenta en la parte posterolateral del hombro y puede irradiarse a lo largo de la parte posterior del brazo y antebrazo. Aunque las lesiones estructurales aisladas en este músculo son raras, suelen ser el resultado de traumatismos. Los pacientes pueden experimentar dolor en la parte posterior del hombro, acompañado de limitación de movilidad, especialmente en los movimientos de abducción, rotación externa y flexión. Además, puede haber debilidad en la rotación interna y la extensión del hombro (94, 95).

- Síntomas y actividades que activan los PGM: Los PGM del redondo mayor tienden a manifestarse cuando el paciente realiza actividades que requieren una contracción en acortamiento del músculo, como escalar o tirar de una cuerda. Estas actividades que combinan elevación del brazo por encima de la cabeza o movimientos en los que el músculo se acorta pueden desencadenar dolor. Entre las causas que pueden provocar la aparición de PGM en el redondo mayor se encuentran: Movimientos repetitivos, traumatismos en la región del hombro, períodos de inmovilización, procesos degenerativos. Los PGM del redondo mayor también pueden observarse en pacientes con capsulitis adhesiva o radiculopatías. Además, este músculo juega un papel en el síndrome del espacio cuadrangular del hombro, descrito por primera vez en 1983 por Cahill y Palmer, donde el dolor se presenta con parestesias en la parte posterior del hombro debido a la posible compresión del paquete neurovascular en el espacio cuadrangular (94, 95).

- Patrón de dolor referido: El patrón de dolor referido en los PGM del redondo mayor incluye dolor localizado en la parte posterior del hombro, que puede extenderse hacia la parte posterior del brazo y antebrazo. Este patrón es común en movimientos que requieren abducción y rotación externa del hombro (94, 95).

- Músculos relacionados: El redondo mayor trabaja en conjunto con el dorsal ancho y el tríceps braquial (porción larga), siendo agonistas en los movimientos de extensión y rotación interna del hombro (94, 95).

- PS en el redondo mayor: El tratamiento invasivo de los PGM del redondo mayor se realiza mediante la técnica de punción en pinza. La posición anatómica del músculo facilita este abordaje. Aunque es posible realizar la técnica con el paciente en decúbito supino, las posiciones recomendadas son en decúbito lateral o decúbito prono (94, 95).

  • Decúbito lateral: El paciente se coloca en decúbito lateral del lado sano, sujetando el brazo afectado en una posición de 90° de flexión y rotación interna. La escápula se desplaza hacia delante para facilitar el acceso al músculo, permitiendo al fisioterapeuta agarrar el músculo en pinza. Se usa una aguja de 0,30 mm x 50 mm, que se introduce en dirección al dedo contrario de la presa y la banda tensa.

  • Decúbito prono: El paciente deja caer el brazo afectado por fuera de la camilla, lo que permite que la gravedad abduzca la escápula, facilitando el acceso al músculo. Alternativamente, el antebrazo del paciente puede descansar en una banqueta o reposabrazos para mayor comodidad.

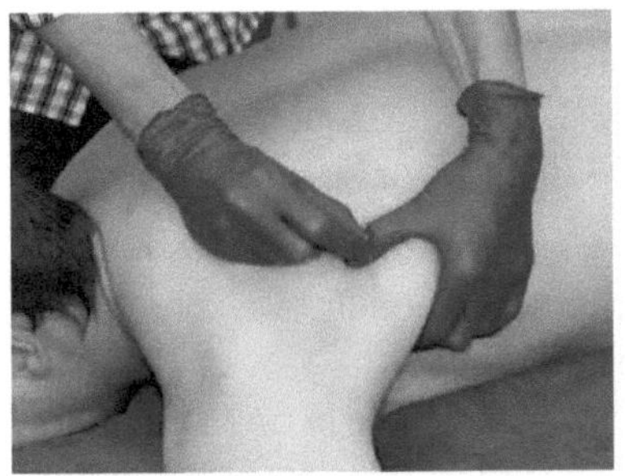 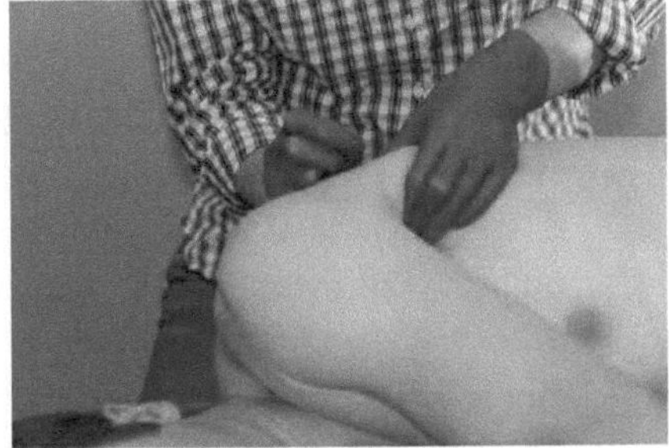

Figura 24. PS para redondo mayor en decúbito prono y en decúbito lateral (66).

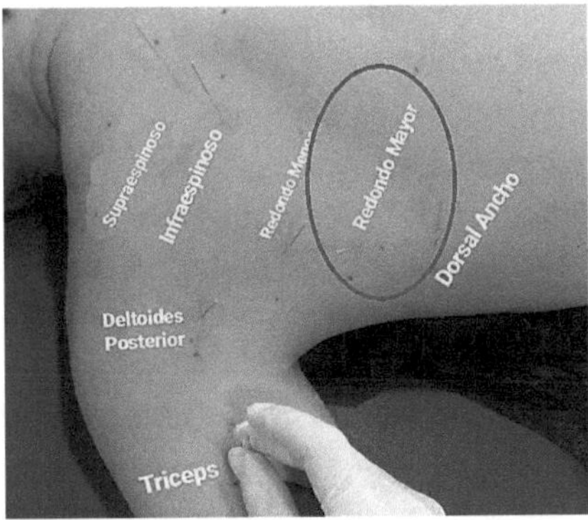

Figura 25. PS para redondo mayor en decúbito prono.

- Peligros y precauciones: Debido a su ubicación anatómica, la punción seca en el redondo mayor conlleva riesgos de complicaciones como el neumotórax. No obstante, este riesgo se minimiza utilizando la técnica de punción en pinza. Además, es importante tener cuidado con el paquete neurovascular, ya que los PGM situados en la parte lateral del músculo pueden estar cerca del nervio axilar y la arteria circunfleja, los cuales atraviesan el espacio cuadrangular posterior del hombro (94, 95).

4.3.8. Dorsal ancho.

- Localización y activación de los PGM: El músculo dorsal ancho suele verse afectado por puntos gatillo miofasciales (PGM) en sus fibras más craneales, cerca del borde lateral de la escápula y el pliegue axilar posterior. Es menos frecuente encontrar PGM en sus fibras más verticales y anteriores. Los PGM del dorsal ancho pueden producir un dolor centrado en la región dorsal media, que a menudo se ignora como causa de dolor de espalda (96, 97, 98).

- Patrones de dolor referido (96, 97, 98):
  - Fibras superiores (horizontales): El dolor se proyecta hacia la parte posterior de la escápula, el brazo, el antebrazo y los dedos cuarto y quinto. En estos casos, los pacientes tienden a experimentar parestesias y entumecimiento en lugar de dolor.
  - Fibras inferiores (verticales): El dolor se localiza en la cara anterior del hombro y en la cara inferolateral del tronco, justo por encima de la cresta ilíaca.
  - Fibras intermedias (oblicuas): Pueden causar dolor en el pliegue axilar posterior, fuera de la escápula.
- Síntomas asociados y actividades que activan los PGM: Los pacientes con PGM en el dorsal ancho suelen presentar dolor de espalda en la región dorsal, con sensaciones de escozor o quemazón que dificultan encontrar una posición cómoda. Las molestias suelen aumentar al estirar el músculo, como al empujar un objeto hacia delante o realizar contracciones acortadas, como en dominadas, trepar o realizar la higiene personal (96, 97, 98).
- Causas de los PGM: Entre las causas que pueden provocar PGM en el dorsal ancho se incluyen sobrecarga muscular en actividades como escalada, remo, tenis o gimnasia, PGM en el serrato posterior superior o el subescapular, uso de ropa ajustada, como un sujetador muy apretado, cirugías de hombro, radiculopatías de las raíces que inervan el músculo (96, 97, 98).
- Músculos relacionados (96, 97, 98):
  - Agonistas: El dorsal ancho trabaja junto con el redondo mayor, la cabeza larga del tríceps (en abducción del hombro) y las fibras abdominales del pectoral mayor en la extensión y rotación interna del hombro.
  - Antagonistas: El trapecio superior en relación al hombro, el tríceps braquial (cabeza larga) cuando el brazo está a lo largo del cuerpo, y los escalenos en relación con el tórax.
- PS en el músculo dorsal ancho: La técnica de punción seca en el dorsal ancho varía según la zona afectada, ya sea la más proximal (fibras superiores) o la más distal (fibras inferiores) (96, 97, 98).

- Fibras superiores (horizontales): Se trata a través de la punción en pinza, similar a la técnica utilizada para el redondo mayor. Posición del paciente en decúbito lateral o prono. Otra opción es realizar la punción con el paciente en decúbito supino, con el hombro en abducción de unos 90° y rotación externa (96, 97, 98).
- Fibras verticales: Si se puede palpar el PGM y tomar en pinza, la punción es sencilla y se puede realizar con el paciente en decúbito lateral. Es importante asegurarse de que la aguja se mantenga dentro de la pinza para evitar el riesgo de neumotórax. Si el PGM no puede tomarse en pinza, la punción debe realizarse colocando la banda tensa sobre una costilla. La aguja debe introducirse tangencialmente al tórax para evitar perforarlo (96, 97, 98).

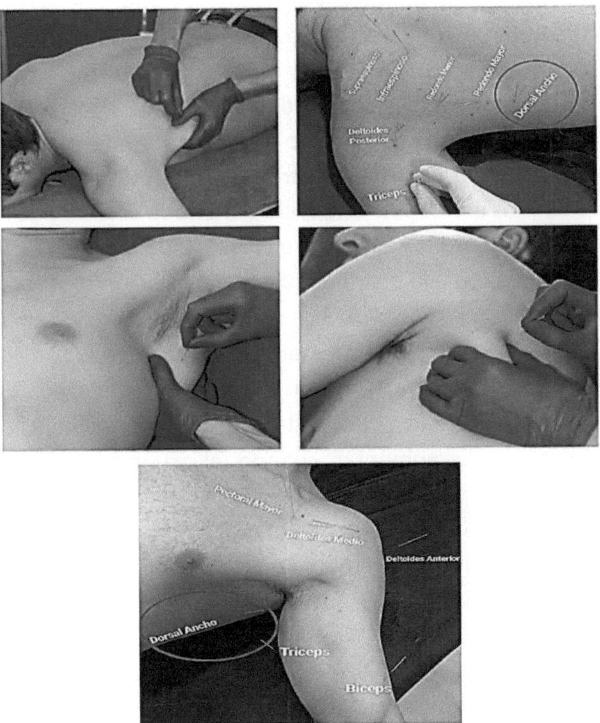

Figura 26. PS para PGM en dorsal ancho en decúbito prono, supino y lateral (66).

- Peligros y precauciones: Es fundamental seguir las precauciones necesarias para evitar complicaciones como el neumotórax. En las punciones donde no se puede palpar el PGM en pinza, la punción debe realizarse con extremo cuidado, asegurándose de que la aguja siga la curvatura del tórax y permanezca tangencial a la estructura ósea. Además, se recomienda utilizar agujas de longitud corta para minimizar el riesgo de perforación (96, 97, 98).

4.3.9. Romboides mayor y menor.

- Localización y activación de los PGM: Los puntos gatillo miofasciales (PGM) en los músculos romboides mayor y menor se encuentran principalmente en la zona media, entre sus inserciones vertebral y escapular. Estos PGM pueden desencadenar puntos gatillo insercionales, lo que incrementa la hipersensibilidad en el borde medial del omóplato (99, 100).
- Patrones de dolor referido: El dolor referido por los PGM en los romboides se localiza típicamente en la región interescapular del lado afectado, de manera similar al patrón de músculos como el elevador de la escápula y los escalenos. Este dolor a menudo se extiende hasta la fosa supraespinosa y puede confundirse con el síndrome del nervio dorsal de la escápula, debido a la proximidad de la inervación motora (99, 100).
- Síntomas asociados (99, 100):
  - El paciente puede experimentar alteraciones en la sensibilidad de la piel que cubre el área afectada.
  - Es común la presencia de crepitaciones y crujidos en la región.
  - El dolor puede aumentar cuando el paciente está en decúbito homolateral (apoyado sobre el lado afectado).
  - Clínicamente, es frecuente que el dolor sea superficial en reposo, sin características mecánicas claras.
- Causas de activación de PGM: Los PGM en los romboides no son muy comunes de forma aislada y suelen estar relacionados con factores posturales. Las causas más frecuentes incluyen las posturas con los hombros redondeados, mantenidas durante largos periodos, generan una sobrecarga muscular considerable. Esto se intensifica cuando el hombro se mantiene en abducción o flexión a 90 grados de forma prolongada. A su vez, condiciones como la escoliosis o haber pasado por cirugías torácicas pueden agravar esta situación. Además, la debilidad del músculo serrato anterior contribuye a la inestabilidad de la región,

mientras que el acortamiento de músculos como el pectoral mayor limita aún más la movilidad y funcionalidad del hombro (99, 100).

- Músculos relacionados (99, 100):
  - Sinérgicos: El elevador de la escápula y el trapecio superior colaboran en la elevación de la escápula. El elevador de la escápula y el dorsal ancho asisten en la rotación de la escápula, mientras que el trapecio medio participa en la aducción del omóplato junto con los romboides.
  - Antagonistas: El serrato anterior y el pectoral mayor actúan en oposición a los romboides.
- Tratamiento con PS: El tratamiento con PS en los romboides depende de la localización de los PGM. Existen tres posiciones recomendadas para el paciente (99, 100):
  - PGM cerca del borde vertebral de la escápula: En estos casos, es importante despegar la escápula de las costillas para introducir la aguja de forma tangencial al tórax, evitando así el riesgo de neumotórax. Se puede utilizar la posición en decúbito lateral del lado afectado para tratar los PGM del romboide menor o la posición en decúbito prono, con la mano del paciente por detrás de la cintura, para tratar el romboide mayor.
  - PGM en la parte central de los romboides: La mejor opción es colocar al paciente en decúbito prono, y el fisioterapeuta debe palpar la banda tensa del músculo desde abajo, dirigiendo la aguja lo más tangencial posible a las costillas. En todos los casos, se recomienda utilizar una aguja de 0.25 mm x 25 mm.

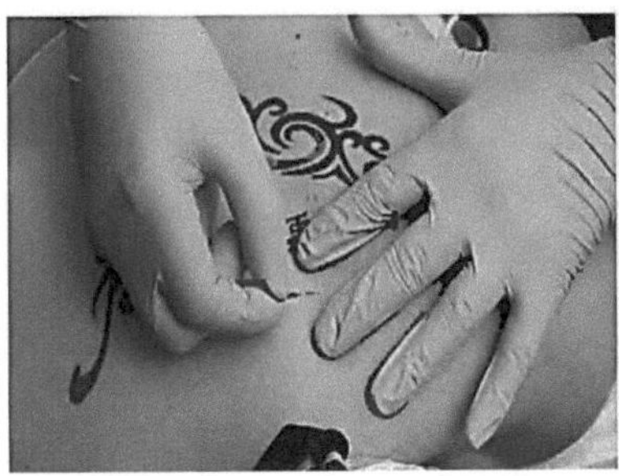
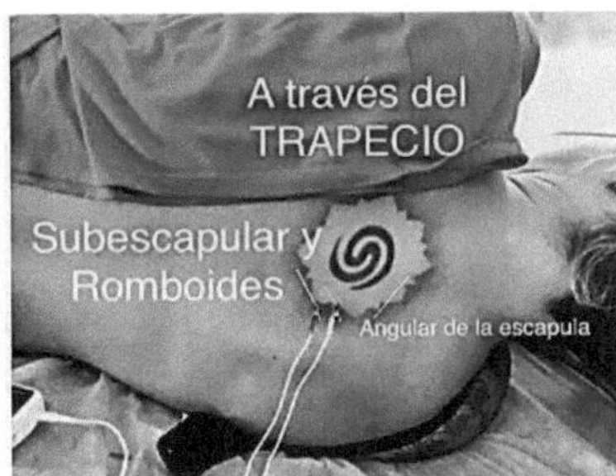

Figura 27. PS para PGM en romboide con paciente en decúbito prono (66).

- Peligros y precauciones: El riesgo de neumotórax puede evitarse siguiendo las indicaciones descritas para la posición del paciente y la dirección de la aguja durante la punción. La correcta técnica, especialmente al despegar la escápula de las costillas y dirigir la aguja de manera tangencial, es fundamental para prevenir complicaciones (99, 100).

4.4. Músculo del brazo, antebrazo y mano.

4.4.1. Bíceps braquial.

- Localización de los PGM: Los puntos gatillo miofasciales (PGM) en el músculo bíceps braquial suelen encontrarse en su parte media, y su patrón de dolor referido tiende a proyectarse proximalmente, lo que es inusual en comparación con otros músculos (101, 102).
- Patrones de dolor referido: El dolor referido más frecuente por los PGM del bíceps se presenta en la región deltoidea anterior y la fosa cubital. En ocasiones, puede proyectarse hacia la región supraescapular o el trapecio superior. Este patrón de dolor superficial en el deltoides anterior puede llevar a confusiones diagnósticas, como una posible tenosinovitis de la cabeza larga del bíceps. La palpación del tendón también puede ser dolorosa debido a la tensión en la zona, lo que complica el diagnóstico diferencial. Adicionalmente, la presencia de PGM en la cabeza corta del bíceps puede generar dolor en la apófisis coracoides, aunque no está claro si se trata de dolor referido o de una entesopatía (PGM insercional) (101, 102).
- Síntomas asociados (101, 102):
  - Dolor en la región deltoidea anterior y en la fosa cubital.
  - El dolor puede empeorar al realizar actividades que implican la flexión del hombro por encima de 90º.
  - El aumento de tensión debido a los PGM puede provocar entesopatías en el tendón del bíceps, causando dolor en abducciones del hombro entre 15º y 20º.
  - En casos menos frecuentes, se puede presentar dolor en la apófisis coracoides relacionado con la cabeza corta del bíceps.
- Los PGM en el bíceps se pueden activar de varias maneras (101, 102):
  - Mecanismos directos:
    - Flexión excesiva del codo en supinación (como al transportar cargas con el codo flexionado).
    - Actividades repetitivas de supinación (uso de destornilladores).
    - Sobrecarga excéntrica, como cuando se sujeta una barandilla con el codo estirado para evitar una caída.

- Mecanismos indirectos:
  - Alteraciones en la articulación glenohumeral, como la inestabilidad anterior.
  - Inmovilización prolongada del codo.
  - PGM en músculos como los escalenos o el infraespinoso, que suelen ser clave para la activación y resolución de los PGM del bíceps.
  - Ciertas actividades deportivas, como jugar a los bolos o al tenis, también favorecen la aparición de PGM en este músculo.
- Músculos relacionados: Escalenos, infraespinoso, coracobraquial, subclavio y braquial (101, 102).
- Tratamiento con PS: El tratamiento con punción seca en el bíceps braquial se realiza con el paciente debe estar en decúbito supino, con el hombro en abducción de 45º y el codo en flexión de 45º. El fisioterapeuta se coloca lateral al brazo del paciente (101, 102).
  - Cabeza larga del bíceps: Se palpan las bandas tensas y se introduce la aguja de manera anteroposterior, atravesando también el músculo braquial para tratar posibles PGM en este músculo. Se recomienda una aguja de 0,25 mm x 40 mm.

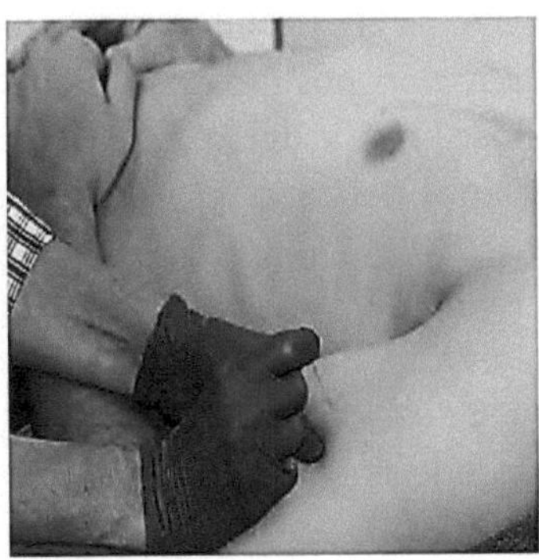
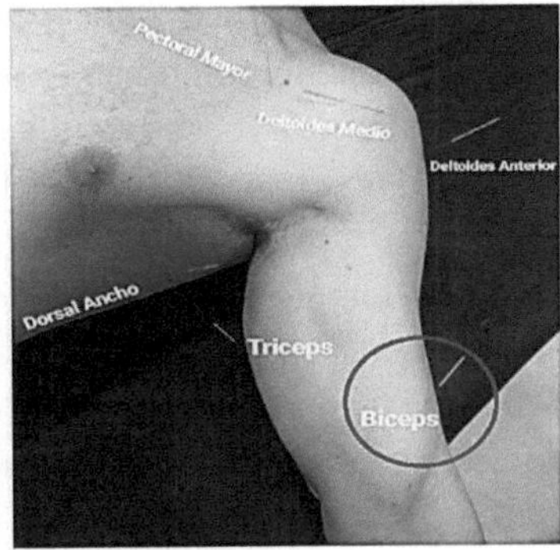

Figura 28. PS para PGM en cabeza larga del bíceps braquial (66).

- Cabeza corta del bíceps: Se utiliza una palpación en pinza para aislar la cabeza corta y la aguja se introduce de manera lateral-medial o medial-lateral.

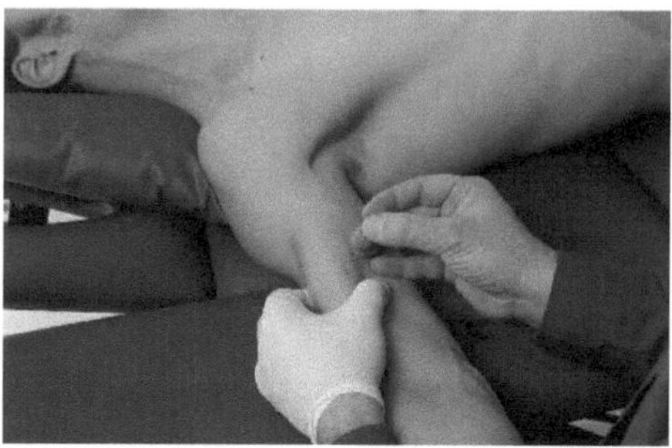

Figura 29. PS para PGM en cabeza corta del bíceps braquial (66).

- Peligros y precauciones: Al realizar la punción seca en el bíceps, es importante tener en cuenta la proximidad de los nervios radial y mediano, que corren por los bordes lateral y medial, respectivamente, del bíceps y el braquial. Se deben seguir las precauciones necesarias para evitar la punción accidental de un nervio (101, 102).

4.4.2. Coracobraquial.

- Localización de los PGM: Los puntos gatillo miofasciales (PGM) en el músculo coracobraquial se encuentran en su parte central y su patrón de dolor referido se proyecta principalmente en la cara anterior del hombro (sobre el deltoides anterior) y en la región posterolateral del brazo, antebrazo y mano, a veces extendiéndose hasta el dorso del dedo medio, sin afectar directamente las articulaciones del codo y la muñeca (103, 104).
- Patrones de dolor referido: El dolor referido a la cara anterior del hombro suele reproducirse cuando el paciente realiza el gesto de llevar activamente la mano hacia la espalda. Esta característica puede inducir a confusión en el diagnóstico, ya que puede simular otros trastornos del hombro (103, 104).
- Relación con el nervio musculocutáneo: El nervio musculocutáneo atraviesa el músculo coracobraquial antes de inervar el bíceps y el braquial. La presencia de PGM en el coracobraquial podría ocasionar una compresión o atrapamiento del nervio, lo que podría llevar a atrofia del bíceps y braquial, pérdida de fuerza en la flexión del codo e incluso una disminución o abolición del reflejo bicipital. Esta situación se ha documentado en casos de hipertrofia del coracobraquial (103, 104).
- Síntomas asociados (103, 104):

- Dolor en la cara anterior del hombro.
- Dolor en la cara posterolateral del brazo, antebrazo y mano, con posibilidad de extensión hasta el dorso del dedo medio.
- Atrapamiento del nervio musculocutáneo, que puede llevar a atrofia y pérdida de fuerza en los músculos inervados por este nervio.

- Mecanismos de activación de los PGM: Los PGM en el coracobraquial suelen activarse secundariamente debido a la presencia de PGM en otros músculos funcionalmente relacionados, como (103, 104):
  - Agonistas: Pectoral mayor, deltoides anterior, cabeza corta del bíceps braquial.
  - Antagonistas: Deltoides posterior, cabeza larga del tríceps, dorsal ancho, redondo mayor.
  - Músculos proximales clave: Escalenos, que pueden ser fundamentales para la activación y resolución de los PGM en el coracobraquial.

- Músculos relacionados (103, 104):
  - Agonistas y músculos relacionados: Deltoides anterior, cabeza corta del bíceps, pectoral mayor.
  - Antagonistas y músculos relacionados: Dorsal ancho, redondo mayor, cabeza larga del tríceps, deltoides posterior.

- Tratamiento con PS: El tratamiento con punción seca en el coracobraquial es una opción terapéutica favorable debido a la dificultad de acceso del músculo para técnicas manuales conservadoras. Se debe tener mucho cuidado debido a la proximidad del paquete neurovascular y la presencia del nervio musculocutáneo (103, 104).
  - Posición del paciente: El paciente debe colocarse en decúbito supino, con el hombro en abducción cercana a 90º y en rotación interna, mientras que el antebrazo reposa sobre la camilla con el codo en flexión de 90º.
  - Palpación y localización: Para palpar los PGM del coracobraquial, se toma como referencia la cabeza corta del bíceps, que se encuentra caudal al pliegue axilar anterior y medial al deltoides anterior. El coracobraquial está inmediatamente dorsal a la cabeza corta del bíceps. Se diferencia mediante contracción del coracobraquial solicitando una aducción del hombro, en la que se percibe una contracción simultánea del

bíceps y el coracobraquial. Si no se aprecia contracción en esta maniobra, lo más probable es que se trate del paquete neurovascular.

- Punción: Una vez localizado el PGM, se estabiliza la banda tensa mediante palpación plana contra el húmero. Se introduce una aguja de 0,25 mm x 40 mm, que se dirige paralela al plano de la camilla, buscando el contacto con el húmero.

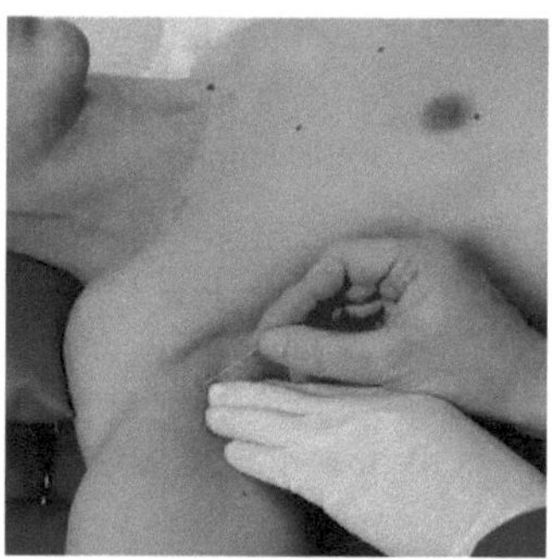

Figura 30. PS en PGM para coracobraquial (66).

- Peligros y precauciones: Dado que el nervio musculocutáneo atraviesa el vientre muscular del coracobraquial, se deben seguir las pautas habituales para evitar lesionar el nervio. El paquete neurovascular, que incluye el nervio mediano y cubital y la arteria braquial, está dorsal al coracobraquial, por lo que se debe evitar la orientación medial de la aguja. Para minimizar riesgos debemos solicitar la aducción del hombro para confirmar la contracción del coracobraquial y asegurarse de que la aguja se dirige anteroposteriormente y no medialmente hacia el paquete neurovascular (103, 104).

4.4.3. Tríceps.

Los puntos gatillo miofasciales (PGM) en el tríceps braquial pueden dividirse en diferentes zonas dependiendo de la cabeza del músculo donde se encuentran. Cada zona proyecta un patrón de dolor referido específico (105, 106):

- PGM en la cabeza larga del tríceps:
  - Ubicados principalmente en la mitad proximal del músculo.
  - Dolor referido desde el área de los PGM hacia la parte dorsal del hombro y puede llegar hasta el trapecio superior.

- El dolor también puede extenderse hacia la región del epicóndilo lateral y la parte posterior del antebrazo.
- PGM en la cabeza lateral del tríceps:
  - Comúnmente localizados en la parte central de la cabeza lateral.
  - El dolor suele ser localizado en la zona de los PGM, principalmente en la cara posterolateral del brazo.
  - En algunos casos, el dolor puede irradiar hacia el dorso del antebrazo y afectar los dedos cuarto y quinto.
  - Puede haber atrapamiento del nervio radial, provocando alteraciones sensitivas en la parte posterior y lateral del antebrazo.
- PGM en la cabeza medial del tríceps:
  - Fibras laterales: proyectan dolor hacia el epicóndilo lateral y la parte lateral del antebrazo.
  - Fibras centrales y distales: causan dolor en el olécranon (según Simons) o más frecuentemente en el epicóndilo medial, según los autores.
  - Fibras mediales: provocan dolor en la epitróclea y pueden irradiar hacia la parte interna del antebrazo, alcanzando a veces la parte palmar de los dedos cuarto y quinto.
- Síntomas comunes (105, 106):
  - Dolor en el epicóndilo lateral y la región cubital del antebrazo y la mano.
  - Dolor en la cara dorsal del hombro y el trapecio superior.
  - Sensación de debilidad en la extensión del codo.
  - Posibilidad de atrapamiento nervioso (radial o cubital), con alteraciones sensitivas.
- Mecanismos de activación (105, 106):
  - Movimientos que implican la extensión del codo de forma repetitiva, como flexiones, musculación excesiva, tenis, golf, boxeo o actividades acrobáticas.
  - Actividades con los brazos sostenidos delante del cuerpo sin apoyo de los codos (fisioterapia, conducción, trabajo de oficina).
  - Activación indirecta por PGM clave en otros músculos relacionados como los escalenos, dorsal ancho, o redondos.
- Punción seca: La punción seca es una técnica recomendada para el tratamiento de los PGM del tríceps. Dependiendo de la cabeza del músculo donde se encuentran los PGM, se utiliza una técnica específica

para evitar estructuras nerviosas cercanas, como los nervios radial y cubital, y siempre se debe realizar una correcta palpación diferencial antes de insertar la aguja (105, 106).

- Cabeza larga: Punción en pinza, con aguja de 0,30 mm x 50 mm.
- Cabeza lateral y medial: Se utilizan agujas de 0,25 mm x 40 mm o 0,30 mm x 40 mm, según la localización, evitando estructuras nerviosas como el nervio radial o cubital.

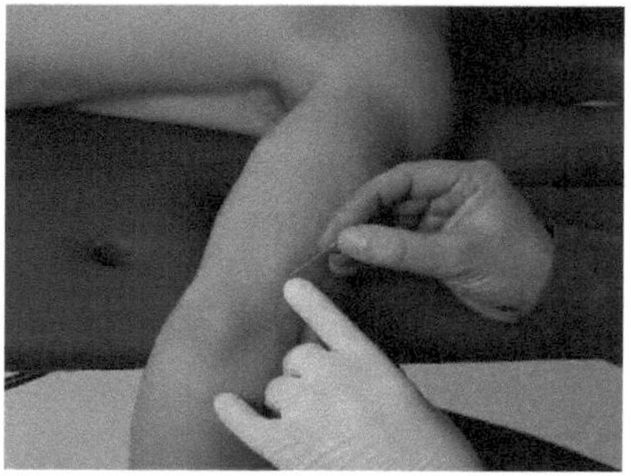

Figura 31. PS en PGM de la porción inferior del tríceps en decúbito supino (40, 66).

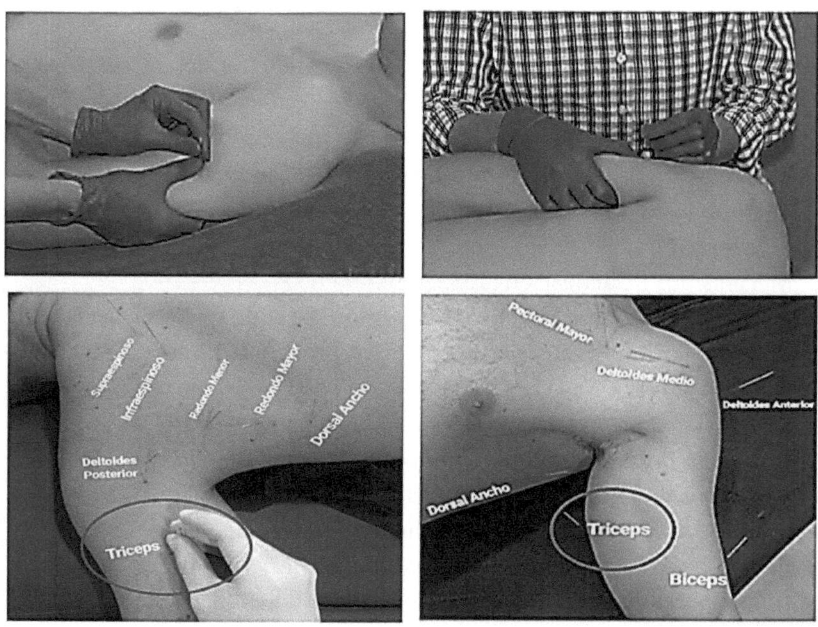

Figura 32. PS en PGM del tríceps braquial en decúbito prono, supino y lateral (66).

- Peligros y precauciones: En determinadas zonas del tríceps existe la posibilidad de llegar a tocar con la aguja los nervios radial y cubital (105, 106).

4.4.4. Ancóneo.

- PGM del ancóneo: Los PGM en el músculo ancóneo suelen referir dolor e hipersensibilidad en la parte posterior del epicóndilo lateral. Este patrón de dolor puede contribuir a los casos de epicondilalgia lateral en los que el dolor se localiza en la parte posterior, en lugar de la parte anterior, que es la localización más común (107, 108).
- Síntomas (107, 108):
  - Dolor localizado en la parte posterior del epicóndilo lateral.
  - Sensibilidad al tacto en esa zona.
  - Relación funcional estrecha con el tríceps braquial y el extensor de los dedos, lo que puede amplificar el dolor en actividades que involucran movimientos repetitivos del codo y los dedos.
- Mecanismos de activación (107, 108):
  - Movimientos repetitivos del índice: Esto puede hacer que los PGM en el ancóneo se activen en personas que trabajan largas horas con teclado y ratón.
  - Traumatismos: El ancóneo actúa como estabilizador del varo del codo, por lo que los traumatismos que implican fuerzas de varo pueden inducir PGM en este músculo.
- Relaciones musculares (107, 108):
  - La tensión muscular en los antagonistas como el bíceps braquial, el braquial, y el pronador redondo, que estabiliza el valgo del codo, puede desencadenar la aparición de PGM en el ancóneo.
  - La presencia de PGM en el tríceps braquial o en el extensor de los dedos (especialmente el fascículo correspondiente al dedo índice) también puede ser una causa de PGM en el ancóneo.
- Músculos relacionados (107, 108): Tríceps braquial, extensor de los dedos, bíceps braquial, braquial y pronador redondo
- PS del ancóneo: Para tratar los PGM del músculo ancóneo con punción seca, se utiliza la siguiente técnica (107, 108).

- Posición del paciente: Decúbito supino con el hombro ligeramente abducido y el codo en flexión de 45°, con el antebrazo en pronación apoyado en una almohada. También puede colocarse en decúbito contralateral con el codo flexionado y apoyado sobre el tronco.
- Localización del PGM: Los PGM se encuentran ligeramente caudales al punto medio entre el epicóndilo y el olécranon. La banda tensa se estabiliza con palpación plana contra el cúbito.
- Inserción de la aguja: Se utiliza una aguja de 0,25 mm x 25 mm, y se introduce en dirección al borde lateral del cúbito.

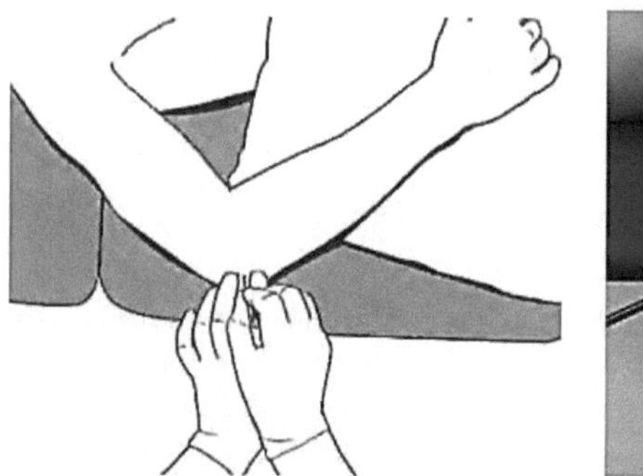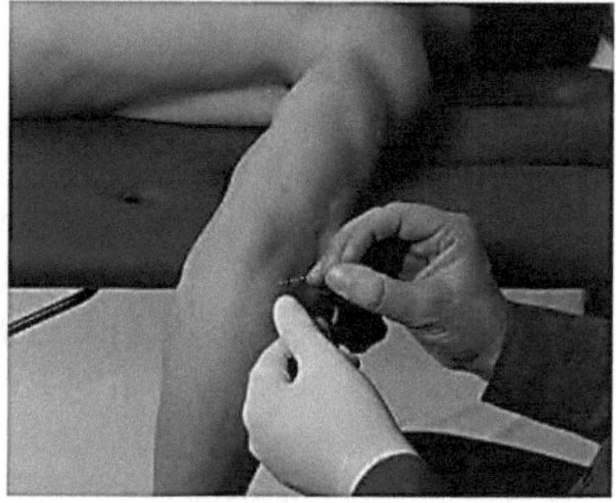

Figura 33. PS en el PGM del ancóneo en decúbito supino y prono (40, 66).

- Peligros y precauciones (107, 108):
  - Riesgo: Existe un riesgo al realizar la punción en este músculo de tocar el nervio cutáneo posterior del antebrazo, que es una rama del nervio radial y en ocasiones discurre sobre el ancóneo.
  - Precaución: Es importante tener cuidado durante la inserción de la aguja, especialmente en los primeros milímetros de avance para evitar contacto con el nervio.
- Recomendaciones: Asegurarse de identificar el nervio mediante palpación y evitar su punción y mantener una inserción controlada y gradual, observando la reacción del paciente.

4.4.5. Braquiorradial.

- PGM del Braquiorradial: Los PGM del braquiorradial refieren dolor e hipersensibilidad en el epicóndilo lateral y proyectan dolor hacia la base del pulgar y el primer espacio interdigital. Este músculo está relacionado frecuentemente con casos de epicondilalgia lateral y su contribución al dolor puede ser significativa en actividades que requieren flexión repetitiva del codo (109, 110).

- Síntomas: Dolor e hipersensibilidad en el epicóndilo lateral, proyección de dolor hacia la base del pulgar y el primer espacio interdigital, tensión y sensibilidad en la zona proximal del antebrazo (109, 110).
- Mecanismos de activación (109, 110):
  - Sobrecarga en la flexión del codo: Actividades que impliquen movimientos repetidos o cargas excesivas en la flexión del codo pueden activar los PGM del braquiorradial.
  - Fracturas del tercio distal del radio: En este tipo de fracturas, el braquiorradial puede contribuir al desplazamiento del fragmento óseo y, a su vez, desarrollar PGM.
  - Relación con otros músculos: El braquiorradial suele compartir PGM con los músculos supinador, extensor radial largo del carpo y extensor radial corto del carpo, contribuyendo al cuadro de epicondilalgia lateral.
  - Dolor referido desde músculos proximales: PGM en músculos como el infraespinoso, supraespinoso o los escalenos pueden generar PGM secundarios en el braquiorradial.
- Músculos relacionados: Supinador, extensor radial largo del carpo. extensor radial corto del carpo (109, 110).
- PS del Braquiorradial: Para realizar la punción seca en el braquiorradial, se sigue el siguiente procedimiento (109, 110).
  - Localización del músculo: El vientre muscular del braquiorradial se puede resaltar solicitando una flexión del codo contra resistencia con el antebrazo en pronosupinación neutra. Es un músculo fácil de palpar, ya sea en pinza o en plano, comprimiendo contra el radio.
  - Posición del paciente: El paciente debe estar en decúbito supino con el hombro ligeramente abducido y el codo flexionado a unos 45°.
  - Medidas de la aguja: Para la punción en pinza, se utiliza una aguja de 0,25 mm x 25 mm. Para la punción en plano, se recomienda una aguja de 0,25 mm x 40 mm. En este caso, el radio se usa como referencia, y el contacto con el hueso indicará que se han atravesado tanto el braquiorradial como el extensor radial largo del carpo.
  - Técnica:

- **Punción en pinza:** Se localiza el PGM en pinza y se dirige la aguja desde uno de los lados del músculo en dirección hacia los dedos del lado opuesto.
- **Punción en plano:** Se recomienda la palpación plana para comprimir el músculo contra el radio y guiar la punción hasta el hueso.

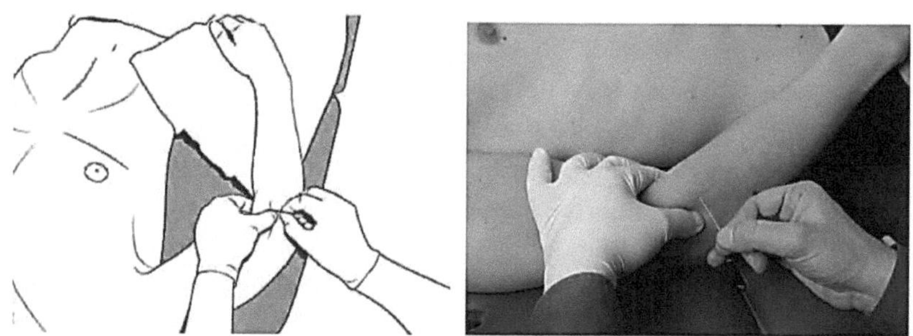

Figura 34. PS en PGM para braquiorradial (40, 66).

- Peligros y precauciones: El ramo superficial del nervio radial discurre por la cara posteromedial del músculo, pero es poco probable que la aguja lo contacte si se utiliza el abordaje en pinza. Aun así, se deben seguir las medidas habituales para evitar complicaciones, especialmente durante los primeros milímetros de inserción de la aguja (109, 110).

4.4.6. Extensor radial largo del carpo.

- PGM en el extensor radial largo del carpo: Localización y acceso: Los PGM de este músculo se pueden palpar directamente en pinza o, de forma más profunda, detrás del braquiorradial. La palpación en pinza es ideal para identificar el músculo y diferenciarlo del braquiorradial, ya que se obtienen respuestas de espasmo local (REL) al hacer la palpación súbita en pinza (111, 112).
- Patrón de dolor referido: El patrón de dolor más común incluye el epicóndilo lateral y el dorso de la mano, específicamente en la zona de la tabaquera anatómica. El paciente con PGM en este músculo frecuentemente experimenta dolor durante la prensión manual, lo cual es característico de la epicondilalgia lateral. Este dolor puede incrementarse al realizar actividades manuales como sostener objetos pesados o usar herramientas, incluso en movimientos sencillos como abrir una puerta o coger un vaso (111, 112).

- Síntomas (111, 112):
  - Dolor y debilidad en la prensión y extensión de la muñeca.
  - Rigidez y dificultad para flexionar la muñeca.
  - Dolor al coger objetos o realizar movimientos de agarre (prensión) con la mano.
  - Debilidad perceptible en la mano y el antebrazo.
  - Dolor en reposo en casos graves.
- Mecanismos de activación (111, 112):
  - Actividades manuales repetitivas: Acciones que involucren fuerza manual constante o repetida, como trabajo en fábricas, limpieza o uso prolongado del teclado, pueden activar los PGM. También es común en actividades que implican empuñaduras potentes, como el uso de raquetas, destornilladores o cuchillos de carnicero.
  - Sobrecarga muscular: Tanto la sobrecarga aguda como la crónica del músculo pueden generar PGM en el extensor radial largo del carpo.
  - Mecanismos indirectos: Afecciones cervicales (hernia de disco, disfunciones articulares cervicales) y PGM en músculos del cuello y el hombro (especialmente escalenos, infraespinoso y supraespinoso) también pueden activar estos puntos gatillo.
- Músculos relacionados: Extensor radial corto del carpo, braquiorradial, extensor de los dedos, tríceps braquial, supinador, escalenos, infraespinoso, supraespinoso (111, 112).
- PS del músculo extensor radial largo del carpo (111, 112).
  - Posición del paciente: El paciente debe estar en decúbito supino, con el codo ligeramente flexionado y el antebrazo en pronación.
  - Palpación del músculo: El PGM se palpa en pinza, y generalmente se encuentra unos 4 cm caudales al epicóndilo lateral. La punción se realiza dirigiendo la aguja desde uno de los lados del músculo hacia los dedos opuestos, en dirección anteroposterior.
  - Medida de la Aguja: Se recomienda usar una aguja de 0,25 mm x 40 mm, tanto para la punción en pinza (método recomendado) como para la palpación plana.
  - Técnica:
    - Punción en pinza: Es la técnica más precisa y recomendada. Se pinza el músculo y se introduce la aguja hacia los dedos del lado opuesto.

- Punción en plano: Es una opción alternativa, aunque menos precisa.

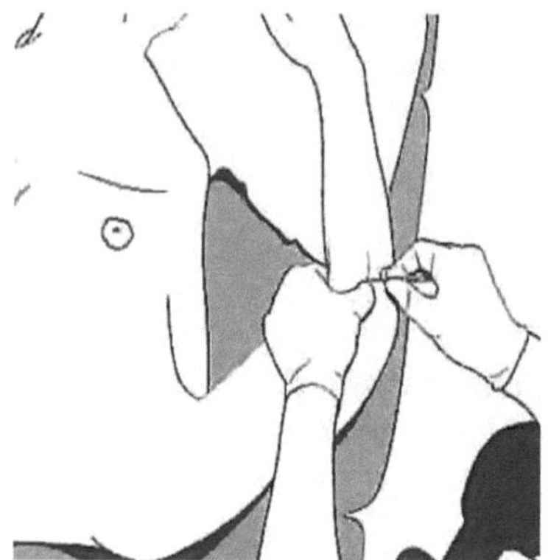
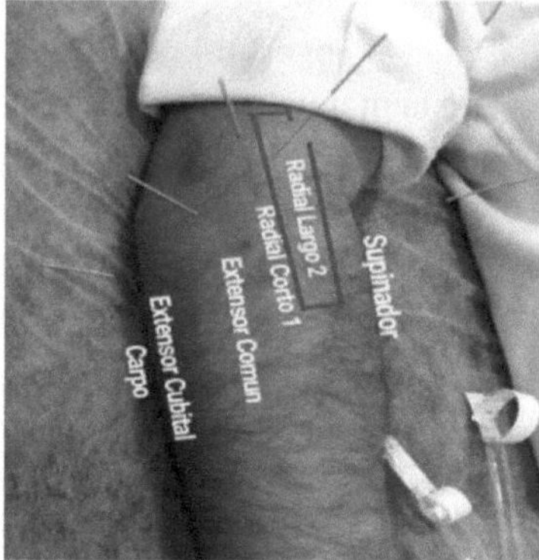

Figura 35. PS en PGM del extensor radial largo del carpo (40).

- Peligros y precauciones: Rama superficial del nervio radial: Aunque es poco probable que la aguja lo toque durante la punción en pinza, este nervio discurre por la cara posteromedial del músculo braquiorradial y se encuentra medial al extensor radial largo del carpo. Sin embargo, es importante tener precaución al realizar la punción, siguiendo las normas habituales para evitar complicaciones (111, 112).

4.4.7. Extensor radial corto del carpo.

- PGM en el extensor radial corto del carpo: Los PGM de este músculo se localizan entre el extensor de los dedos y el extensor radial largo del carpo. Con la palpación súbita, se puede inducir una respuesta de espasmo local (REL) que facilita su identificación (113, 114).

- Patrón de dolor referido: El patrón de dolor referido incluye el dorso de la mano y de la muñeca. Sin embargo, en la experiencia de los autores del texto, el patrón más comúnmente observado incluye principalmente la zona epicondílea, reproduciendo el dolor característico de los pacientes con epicondilalgia lateral en un 83,3% de los casos (113, 114).
- Síntomas: Dolor y debilidad en la prensión y en la extensión de la muñeca, dificultad para flexionar la muñeca debido a la rigidez, dolor al agarrar objetos como vasos, abrir puertas, o realizar cualquier movimiento de pinza manual. En casos más severos, puede haber dolor en reposo (113, 114).

- Mecanismos de activación: Los mecanismos directos de activación incluyen actividades repetitivas que requieren fuerza manual constante o presión prolongada, como trabajos en fábricas, limpieza o el uso de herramientas manuales. Mecanismos indirectos al igual que en el extensor radial largo del carpo, las afecciones cervicales o los PGM en músculos relacionados (como el braquiorradial, el extensor de los dedos, y los músculos del cuello y hombro) pueden contribuir a la activación de los puntos gatillo en este músculo (113, 114).
- Músculos Relacionados: Extensor radial largo del carpo, braquiorradial, extensor de los dedos, tríceps braquial (113, 114).
- PS del músculo extensor radial corto del carpo (113, 114):
  - Posición del Paciente: El paciente debe estar en decúbito supino, con el codo en ligera flexión y el antebrazo en pronación.
  - Palpación del Músculo: Se realiza justo por detrás del extensor radial largo del carpo, con el objetivo de provocar una respuesta de espasmo local (REL) que permita localizar el PGM. El punto gatillo suele encontrarse más caudal que en el extensor radial largo. El PGM se sujeta entre los dedos índice y medio antes de introducir la aguja.
  - Medida de la Aguja: Se utiliza una aguja de 0,25 mm x 40 mm para atravesar el músculo en dirección anteroposterior.

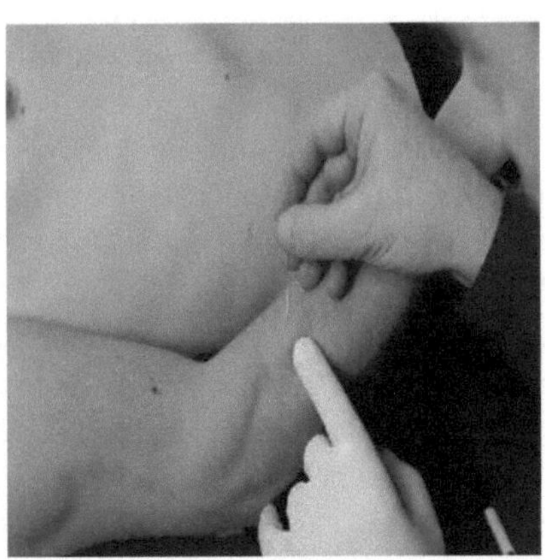
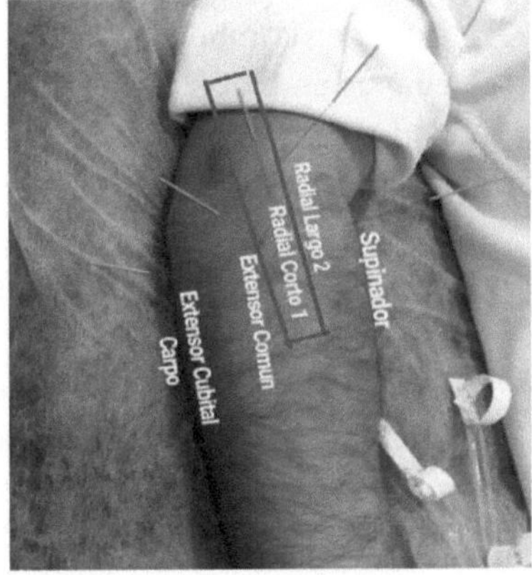

Figura 36. PS en PGM del extensor radial corto del carpo (66).

- Peligros y precauciones: Existe el nervio cutáneo posterior del antebrazo que pasa por encima del músculo, por lo que hay que tener cuidado para evitar pinchar este nervio. El nervio radial superficial discurre por debajo del músculo braquiorradial y se encuentra alejado del extensor radial corto, lo que hace improbable su punción accidental. Sin embargo, debido a posibles variantes anatómicas, se recomienda seguir las precauciones habituales al realizar la punción en zonas cercanas a nervios (113, 114).

4.4.8. Extensor cubital del carpo.

- Localización y palpación de los PGM: Los PGM del músculo extensor cubital del carpo se encuentran justo al lado del borde cubital del extensor de los dedos. Estos puntos gatillo son accesibles a la palpación plana, unos centímetros por debajo del epicóndilo lateral, en la parte dorsal con respecto al borde óseo del cúbito (115, 116).
- Patrón de dolor referido: El dolor referido descrito. incluye el lado cubital del dorso de la muñeca. Sin embargo, se señala que también puede referirse hacia la inserción proximal, afectando la punta y parte posterior del epicóndilo, con un patrón similar al del músculo ancóneo. En estos casos, el extensor cubital del carpo puede estar involucrado en epicondilalgias laterales poco comunes, donde el dolor se localiza detrás del epicóndilo (115, 116).
- Síntomas clínicos (115, 116):
  - Dolor al realizar una contracción en acortamiento, es decir, al extender la muñeca de forma voluntaria y resistida, especialmente cuando se asocia con desviación cubital.
  - El diagnóstico más común para los pacientes con síndrome de dolor miofascial (SDM) en este músculo es la tendinopatía del extensor cubital del carpo.
- Mecanismos de activación de los PGM (115, 116):
  - Mecanismos directos: Los PGM en este músculo son menos frecuentes y suelen activarse debido a traumatismos graves (como fracturas de cúbito), cirugías en el codo o sobrecargas importantes en deportes como el piragüismo o en ejercicios de musculación.
  - Mecanismos indirectos: Incluyen afecciones cervicales (hernia de disco, disfunciones articulares), PGM en músculos como los escalenos, serrato posterosuperior, o capsulitis adhesiva.
- Músculos relacionados: Extensores radiales de la muñeca, extensor de los dedos, serrato posterosuperior, escalenos, punción seca del músculo extensor cubital del carpo, posición del paciente el paciente se coloca en

decúbito supino, con el antebrazo en pronación y la palma de la mano apoyada sobre la mesa, con el codo ligeramente flexionado (115, 116).

- Palpación del músculo: Se palpa justo al lado cubital del extensor del dedo meñique y del extensor de los dedos, y dorsal al borde óseo del cúbito. Se recomienda localizar primero el borde del cúbito y luego palpar el músculo inmediatamente detrás de este (115, 116).
- Medida de la aguja: Se usa una aguja de 0,25 mm x 25 mm en adultos. El músculo se atraviesa en dirección al hueso y también en dirección de cubital a radial (115, 116).

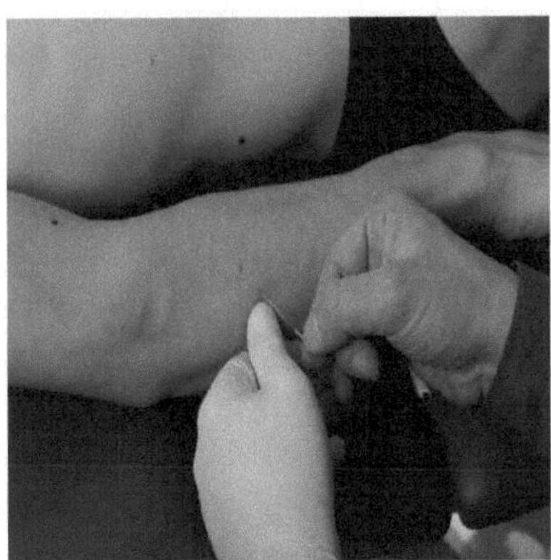
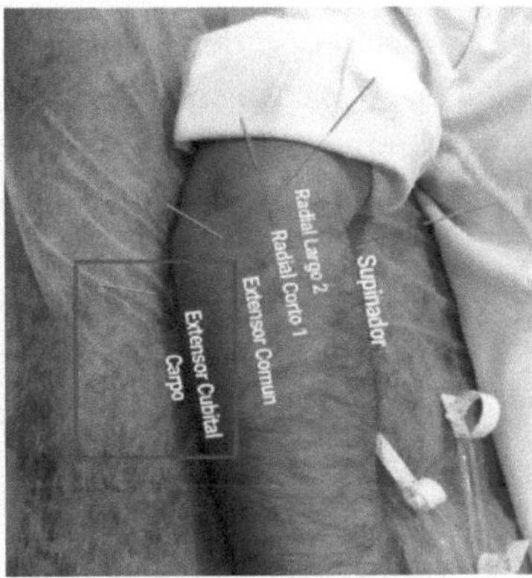

Figura 37. PS en PGM para el extensor cubital del carpo (66).

- Precauciones: Aunque el paquete neurovascular radial y el nervio cubital suelen estar fuera del alcance de la aguja, existe un riesgo moderado de punción del nervio interóseo posterior si la aguja llega a la inserción del músculo supinador. Deben tomarse las precauciones habituales para evitar esta punción, especialmente si se trabaja cerca de nervios importantes (115, 116).

4.4.9. Extensor de los dedos y extensor del dedo meñique.

- Localización y palpación de los PGM: Los PGM del músculo extensor de los dedos son fácilmente identificables por palpación. Se encuentran distribuidos en las fibras correspondientes a cada dedo, y su identificación se facilita al localizar la banda tensa universal que corresponde al tercer dedo (117, 118).
- Patrón de dolor referido: El dolor referido se proyecta a lo largo del dorso del dedo afectado, afectando las articulaciones metacarpofalángica e

interfalángica proximal, pero no llega a la última falange. El patrón de desbordamiento incluye el dorso del antebrazo y de la mano, extendiéndose desde el PGM hasta el dedo correspondiente. Para el dedo medio, el dolor puede irradiarse hacia la cara ventral de la muñeca. Los PGM en las fibras del cuarto y quinto dedo pueden causar dolor en el epicóndilo, aunque según los autores del texto, este dolor también puede originarse en las fibras del dedo medio (117, 118).

- Síntomas clínicos (117, 118):
  - Dolor y rigidez en las articulaciones de los dedos afectados, especialmente las metacarpofalángicas y interfalángicas proximales.
  - Sensación de debilidad en la prensión, principalmente si las fibras afectadas corresponden al tercer dedo.
  - Calambres en los dedos al realizar actividades manuales, como dar un apretón de manos, levantar objetos o usar el teclado de la computadora.
  - Dolor al realizar actividades que requieren una prensión firme, pudiendo presentarse dolor en reposo y dolor nocturno que despierta al paciente en los casos más graves.

- Diagnósticos comunes asociados: El paciente con PGM en este músculo a menudo es diagnosticado erróneamente de epicondilalgia lateral, artrosis o artritis de los dedos (117, 118).

- Mecanismos de activación de los PGM (117, 118):
  - Mecanismos directos: Estos puntos gatillo se activan por sobreuso energético de los dedos en actividades como tocar el piano, trabajar en oficina (administrativos), o realizar presas manuales repetitivas y fuertes (tenistas, mecánicos, carniceros).
  - Mecanismos indirectos: Incluyen afecciones cervicales (hernia de disco, disfunciones articulares cervicales), la presencia de PGM en músculos vecinos o sinérgicos, como los escalenos, el serrato posterosuperior, los extensores radiales del carpo, el braquiorradial, el tríceps braquial y el supinador.

- Músculos relacionados: Extensores radiales largo y corto del carpo, braquiorradial, tríceps braquial, supinador, escalenos, serrato posterosuperior, punción seca del músculo extensor de los dedos (117, 118).

- PS (117, 118):

- Posición del paciente: El paciente debe colocarse en decúbito supino, con el antebrazo en pronación y la mano relajada. El codo debe estar ligeramente flexionado.
- Identificación de los PGM: Los PGM se localizan con palpación plana, utilizando como referencia la banda tensa que corresponde a las fibras del tercer dedo.
- Medida de la aguja: Para la punción se recomienda una aguja de 0,25 mm x 40 mm, aunque en casos de antebrazos poco musculosos puede utilizarse una aguja de 0,25 mm x 25 mm.
- Técnica de punción: La punción debe realizarse hasta contactar con el hueso radio como referencia. Esta técnica permite atravesar la parte posterior del músculo supinador, cuyos PGM pueden encontrarse inmediatamente debajo del extensor de los dedos y son relevantes en cuadros de epicondilalgias laterales.

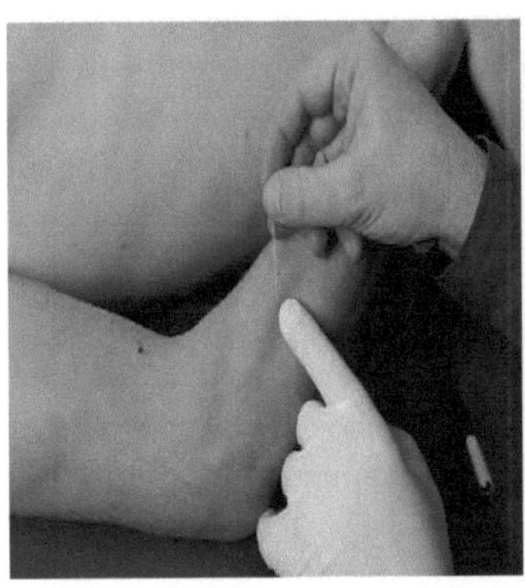
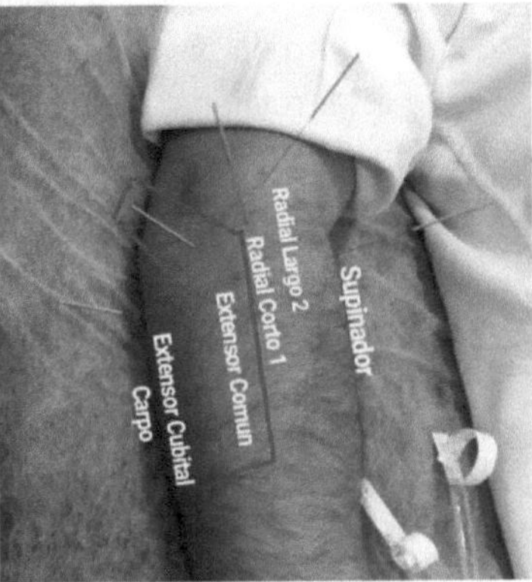

Figura 38. PS en PGM del extensor largo de los dedos (66).

- Precauciones: Existe el riesgo de punción del nervio interóseo posterior (rama profunda del nervio radial) al atravesar las dos cabezas del músculo supinador. Por ello, se deben tomar las precauciones habituales en estos casos (117, 118).

4.4.10. Extensor del índice.

- Localización y características: El músculo extensor del índice se sitúa en el tercio distal del antebrazo, entre el radio y el cúbito, y está cubierto por los tendones de los extensores de los dedos. Los PGM se localizan en la parte media del vientre muscular y refieren dolor al lado radial del dorso de la muñeca, especialmente en la zona donde su tendón y su unión miorendinosa cruzan la muñeca. Generalmente, el dolor no irradia a los dedos (119, 120).

- Síntomas clínicos (119, 120):
  - Dolor y rigidez en los movimientos activos de extensión de la muñeca y del dedo índice.
  - Los PGM del extensor del índice rara vez aparecen de forma aislada; a menudo son una secuela dolorosa que persiste en la muñeca tras la eliminación de PGM en otros músculos extensores de la muñeca y de los dedos.

- Músculos relacionados: Los PGM del extensor del índice están relacionados con el resto de los músculos extensores de la muñeca y de los dedos (119, 120).

- PS (119, 120):
  - Posición del paciente: El paciente se coloca en decúbito supino, con el antebrazo en pronación y el codo levemente flexionado. La mano debe estar relajada y apoyada sobre la mesa de tratamiento.
  - Identificación de los PGM: Dada su ubicación bajo los tendones extensores, puede ser difícil identificar las bandas tensas. Por lo tanto, se busca un punto exquisitamente doloroso en el tercio distal del antebrazo, entre el cúbito y el radio.
  - Técnica de punción: Se recomienda usar una aguja de 0,25 mm x 25 mm. La aguja se orienta preferentemente hacia el cúbito para evitar profundizar demasiado a través de la membrana interósea.

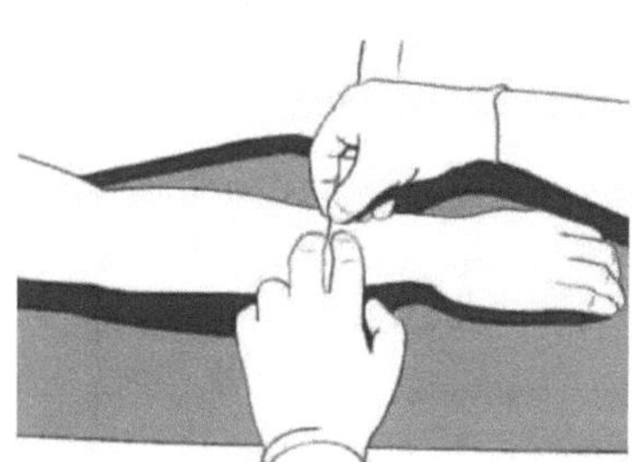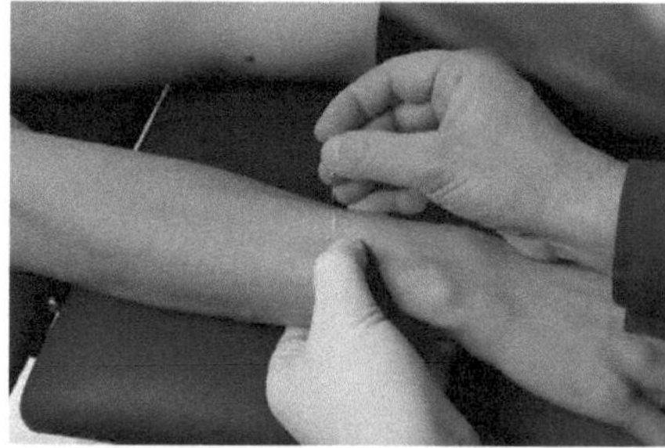

Figura 39. PS en PGM del extensor del índice (40, 66).

- Precauciones durante la punción: Existe un riesgo muy bajo de contactar superficialmente con el nervio cutáneo medial del antebrazo, por lo que se debe avanzar la aguja con precaución, especialmente en los primeros milímetros de su inserción. A nivel superficial, también se debe tener cuidado de evitar venas superficiales que puedan estar presentes. La orientación de la aguja hacia el cúbito minimiza el riesgo de atravesar la membrana interósea y contactar con el nervio mediano. Sin embargo, siempre existe la posibilidad de atravesar estructuras como las arterias interóseas anterior y posterior. Por lo tanto, es importante mantener una buena isquemia durante la punción y realizar una correcta hemostasia al finalizar el procedimiento (119, 120).

### 4.4.11.	Supinador.

- Localización de los PGM (121, 122):
  - Zonas de PGM: Se identifican dos zonas de PGM en el músculo supinador:
  - Zona más habitual: Localizada en la cara anterior del antebrazo, cerca de la inserción en la cara ventral del radio. Esta zona es accesible a la palpación, justo al lado de la inserción del tendón del bíceps en la tuberosidad bicipital del radio.
  - Zona insercional: Situada en la cara posterior del músculo, detrás del radio, y cubierta por los músculos extensor cubital del carpo y extensor de los dedos, lo que dificulta su palpación directa.
- Dolor referido: El patrón de dolor más común asociado al músculo supinador se describe como dolor que irradia al epicóndilo lateral y sus alrededores, tanto por delante como por detrás, así como al lado dorsal de la primera comisura interdigitaria. Aunque se considera que este músculo contribuye a la epicondilalgia lateral, la experiencia clínica de los autores de este texto sugiere que su afectación no es tan prevalente como se ha afirmado, con un estudio que indica una tasa de afectación del 50% en pacientes diagnosticados de entesopatía epicondílea lateral (121, 122).
- Mecanismos de activación: Los PGM del músculo supinador pueden activarse durante actividades que implican supinaciones enérgicas del codo, como jugar al tenis, llevar maletas, o cualquier acción que requiera un esfuerzo significativo del codo con el antebrazo en pronación (e.g., abrir frascos, estrechar manos). El dolor puede persistir incluso en reposo tras la activación (121, 122).
- Síntomas clínicos: Dolor epicondíleo que se manifiesta durante contracciones vigorosas del músculo, el cual se mantiene presente incluso en reposo (121, 122).

- Músculos relacionados: Extensores radiales del carpo, braquiorradial, extensor de los dedos, braquial, tríceps, bíceps braquiales, y palmar largo (121, 122).
- PS (121, 122):
  - Posición del Paciente: El paciente se coloca en decúbito supino, con el codo extendido y el antebrazo en supinación.
  - Localización del PGM: Se palpa el músculo justo lateral a la inserción del tendón del bíceps braquial en la tuberosidad del radio, separando hacia fuera la masa muscular del extensor radial largo del carpo y braquiorradial.
  - Técnica de Punción: Aunque puede ser difícil de localizar debido a su profundidad, normalmente se percibe un nódulo doloroso al presionar longitudinalmente hacia el radio. Una vez localizado, se fija el PGM entre los dedos contra el radio y se punciona con una aguja de 0,25 mm x 40 mm buscando el contacto con el radio como referencia.
  - Opciones para Localizar el PGM
    - Opción 1: Incluir inclinaciones laterales de la aguja para tantear en dirección al radio, permitiendo atravesar la parte del músculo con mayor probabilidad de contener el PGM.
    - Opción 2: Mantener la dirección anteroposterior de la aguja mientras se solicita al paciente que realice movimientos milimétricos de pronación, lo que ayuda a acceder a las zonas laterales del músculo supinador, que se estira ligeramente durante la rotación.
    - Recomendación: Optar por la segunda opción reduce el riesgo de punción del nervio cutáneo lateral del antebrazo en comparación con la primera opción.

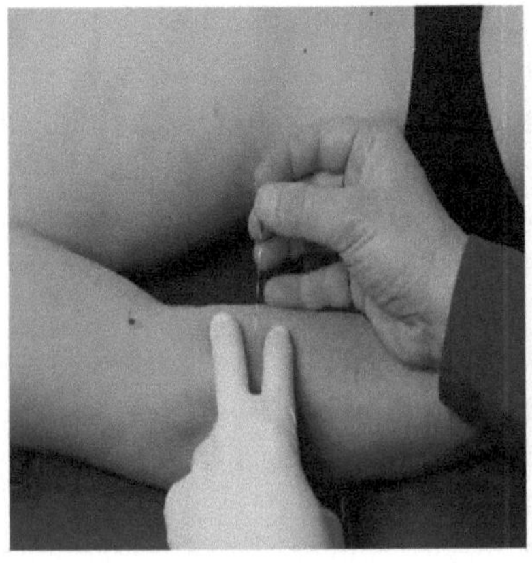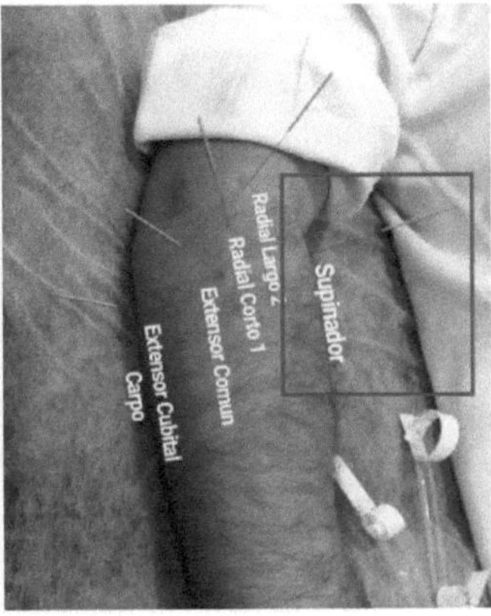

Figura 40. PS en PGM del supinador (66).

- Peligros y precauciones: La punción del músculo supinador presenta el riesgo de afectar al nervio interóseo posterior (rama profunda del nervio radial). Durante la punción de las zonas anteriores, también existe el riesgo de contactar con el nervio cutáneo lateral del antebrazo y el nervio radial superficial. Si la aguja se dirige demasiado medialmente, también puede haber riesgo de afectar el nervio mediano (121, 122).

4.4.12. Pronador redondo.

- Localización de los PGM: El pronador redondo es un músculo de la cara volar del antebrazo que se caracteriza por su arquitectura penniforme. La relación de longitud de sus fibras respecto a la longitud total del músculo es baja, lo que dificulta la identificación de bandas tensas, aunque es más fácil localizar zonas sensibles que indican la presencia de PGM en diferentes alturas del músculo (123, 124).
- Patrón de dolor referido: Según Simons et al., el patrón de dolor referido del pronador redondo se extiende por la zona radial de la cara anterior de la muñeca y del antebrazo. Sin embargo, la experiencia clínica de los autores sugiere que el patrón más común se localiza en la zona de inserción del músculo en la epitróclea, siendo responsable de dolor a este nivel junto con otros músculos como el tríceps y el pectoral mayor (123, 124).
- Síntomas clínicos: Los pacientes con PGM en el pronador redondo presentan dificultades para realizar la supinación de la mano con el codo extendido (123, 124).

- Mecanismos de activación (123, 124):
  - Sobrecargas mecánicas: Los PGM pueden activarse por sobrecargas relacionadas con las acciones de pronación y flexión del codo, típicamente observadas en deportes como el tenis.
  - Traumatismos: Lesiones como fracturas de codo (especialmente de la cabeza del radio) o de la muñeca son causas frecuentes de activación de PGM en este músculo.
  - Condiciones patológicas: También se han identificado PGM en el pronador redondo relacionados con trombosis linfática superficial, especialmente en pacientes que han sufrido linfadenectomía por cáncer de mama.
  - Relación con otros músculos: La localización del pronador redondo en la zona de dolor referido de otros músculos como los pectorales mayor y menor y el tríceps braquial puede ser causa de activación y perpetuación de sus PGM.
- PS (123, 124):
  - Posición del paciente: El paciente debe colocarse en decúbito supino con el antebrazo en supinación.
  - Localización del PGM: Se debe localizar el PGM y fijarlo entre los dedos.
  - Técnica de Punción: Se utiliza una aguja de 0,25 mm x 25 mm para antebrazos delgados, o de 0,30 mm x 40 mm para antebrazos de mayor volumen.

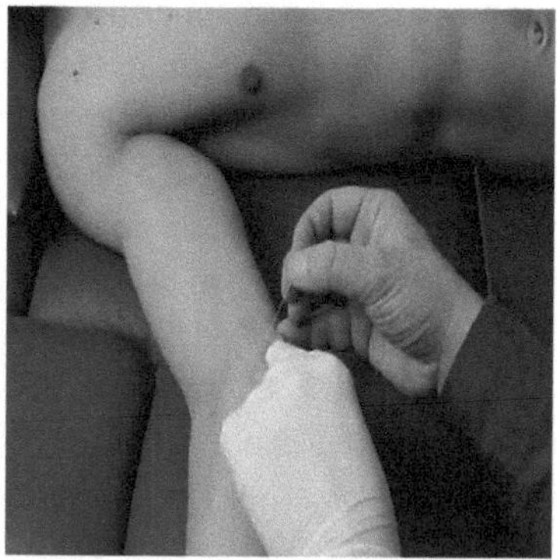
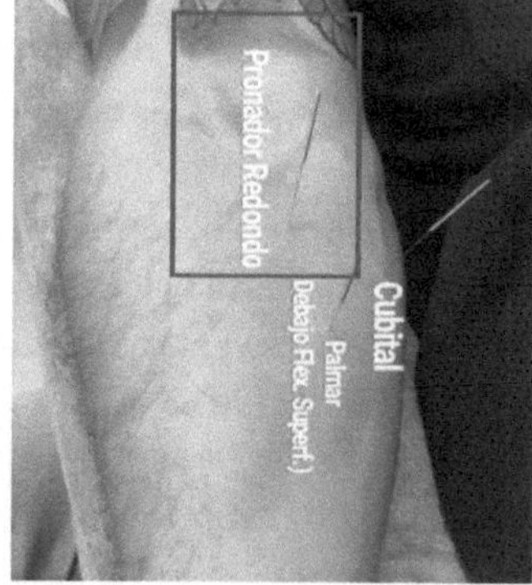

Figura 41. PS en PGM del pronador redondo (66).

- Peligros y precauciones: Riesgo de punción del nervio mediano, este nervio pasa entre las dos cabezas del músculo pronador redondo. Para evitar la punción accidental. Es esencial estar atento a la localización de la aguja para prevenir complicaciones (123, 124).

4.4.13. Flexor cubital del carpo.

- Anatomía y localización de los PGM: El flexor cubital del carpo presenta una estructura bipenniforme, lo que permite que su banda de inervación discurra longitudinalmente. Esto significa que los PGM pueden localizarse en cualquier altura del músculo, incluyendo áreas cercanas a las zonas de unión miorendinosa (125, 126).
- Patrón de dolor referido: El dolor referido se proyecta sobre la zona donde el tendón del músculo cruza la muñeca y en su inserción en el pisiforme. Este patrón se reproduce durante la contracción del músculo, específicamente al realizar una flexión con inclinación cubital. Esto hace que el diagnóstico más probable en estos casos sea el de tendinopatía del flexor cubital del carpo (125, 126).
- Relación con otros músculos: Se ha observado que los PGM de este músculo pueden relacionarse con dolor en la zona epitroclear. Sin embargo, no está claro si esto representa un patrón de dolor diferente o si es un dolor relacionado con los PGM insercionales. La activación de los PGM puede ser causada por (125, 126):
  • Mecanismos directos: Sobrecarga mecánica, como la que se produce al realizar ciertos movimientos.
  • Mecanismos indirectos: Activación de PGM de otros músculos como el pectoral menor, dorsal ancho, o serrato posterosuperior.
- PS (125, 126):
  • Posición del Paciente: El paciente debe estar en decúbito supino con el hombro en ligera abducción y en rotación externa, además de tener el codo extendido.
  • Localización del PGM: Se debe localizar y fijar el PGM para la punción.
  • Técnica de Punción: Se utiliza una aguja de 0,25 mm x 40 mm dirigida hacia el PGM.

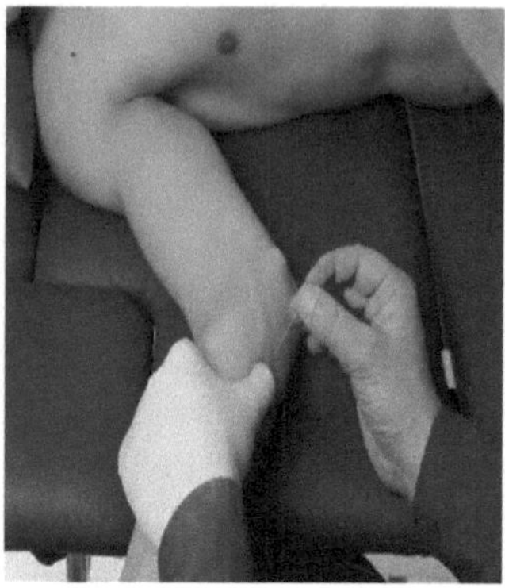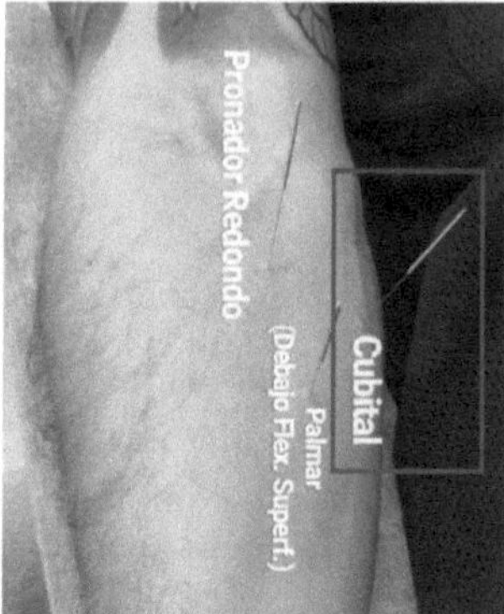

Figura 42. PS en PGM del flexor cubital del carpo (66).

- Peligros y precauciones: Riesgo de punción del nervio cubital: Este nervio pasa cerca del flexor cubital del carpo. Mantener un enfoque cuidadoso en la técnica de punción es vital para prevenir complicaciones (125, 126).

4.4.14. Flexor radial del carpo.

- Patrón de dolor referido: los PGM del flexor radial del carpo refieren dolor en la zona donde su tendón cruza la muñeca, particularmente en las áreas volar y radial de esta. Este dolor tiende a aparecer durante los movimientos de flexión activa de la muñeca, lo que frecuentemente lleva a un diagnóstico de tendinitis de la muñeca (127, 128).
- Dificultades funcionales: Los pacientes con PGM en este músculo pueden experimentar problemas al usar herramientas como tijeras grandes o cizallas, comúnmente utilizadas en jardinería (127, 128).
- Palpación y localización: La palpación de los PGM del flexor radial del carpo es relativamente sencilla. Aunque puede ser difícil identificar estructuras en la cara volar del antebrazo, este músculo se localiza fácilmente utilizando el pronador redondo como referencia, ya que se encuentra subcutáneo y a un lado cubital de este (127, 128).
- Activación de los PGM (127, 128):
  - Causas directas: Los PGM pueden activarse por:
    - Sobrecargas relacionadas con la prensión de herramientas delgadas (por ejemplo, herramientas de carpintería).
    - Uso de palos de esquí o de golf.
    - Traumatismos más severos, como una fractura de codo.

- Causas indirectas: La activación también puede deberse a PGM claves en otros músculos, como el pectoral menor o en músculos que incluyen la zona de dolor referido, como el serrato anterior o el tríceps braquial. Esto es especialmente relevante cuando existen vínculos biomecánicos con otros músculos, como el pronador redondo y el palmar largo.
- PS (127, 128):
  - Posición del Paciente: El paciente debe estar en decúbito supino con el codo extendido y el antebrazo en supinación.
  - Localización del PGM: Se palpan y fijan los PGM del músculo para la punción.
  - Técnica de Punción: Se utiliza una aguja de 0,25 mm x 25 mm o mayor, según el grosor del antebrazo.

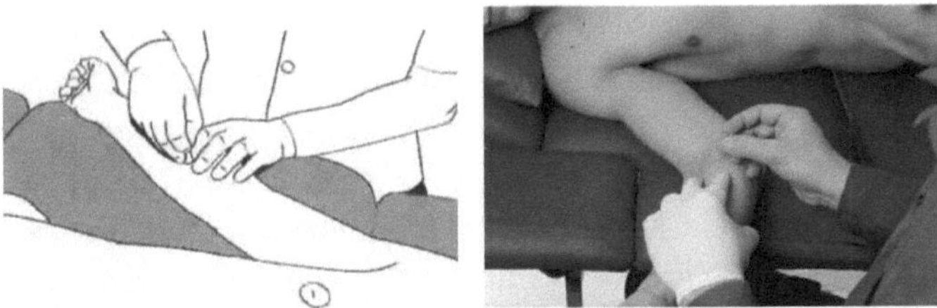

Figura 43. PS en PGM del flexor radial del carpo (40, 66).

- Peligros y precauciones (127, 128):
  - Riesgo de punción nerviosa: Existe el riesgo de que la aguja contacte con ramas de los nervios cutáneos medial y lateral del antebrazo. Por lo tanto, es crucial introducir la aguja lentamente, especialmente en los primeros milímetros de penetración.
  - Nervio mediano: También hay posibilidad de contacto con el nervio mediano si la aguja se inserta en exceso o se dirige demasiado lateralmente.

4.4.15.   Palmar largo.

- Anatomía y Localización de los PGM: El PGM del músculo palmar largo es fácil de localizar ya que se encuentra en el plano más superficial, justo medial al flexor radial del carpo y lateral al flexor cubital del carpo (129, 130).

- Patrón de dolor referido: Según Simons et al., el patrón de dolor más habitual asociado al palmar largo se manifiesta como un picor superficial o pinchazos en la palma de la mano, así como dolor en el centro de la palma. Este dolor se extiende hacia la base del pulgar y la cresta distal de la palma, sin llegar a los dedos (129, 130).
- Síntomas adicionales: Los pacientes con PGM en el palmar largo presentan dolor, debilidad y hipersensibilidad en la palma de la mano al realizar actividades de prensión manual, como la manipulación de herramientas (129, 130).
- Mecanismos de activación de los PGM: Aunque el músculo palmar largo puede presentar distintos mecanismos de activación, se ha observado que la presencia de PGM en músculos vecinos, como el tríceps braquial (en su vientre medial), puede relacionarse tanto con la activación de PGM en el palmar largo como con su perpetuación (129, 130).
- PS (129, 130):
  - Posición del paciente: El paciente debe estar en decúbito supino, con el codo extendido y el antebrazo en supinación, y la palma de la mano mirando hacia arriba.
  - Localización del PGM: Se palpa el músculo justo medial al vientre del flexor radial del carpo y lateral al vientre del flexor cubital del carpo. El PGM es fácil de identificar presionando contra el cúbito.
  - Técnica de punción: Se utiliza una aguja de 0,25 mm x 25 mm para la punción, similar a la descrita para el flexor radial del carpo.

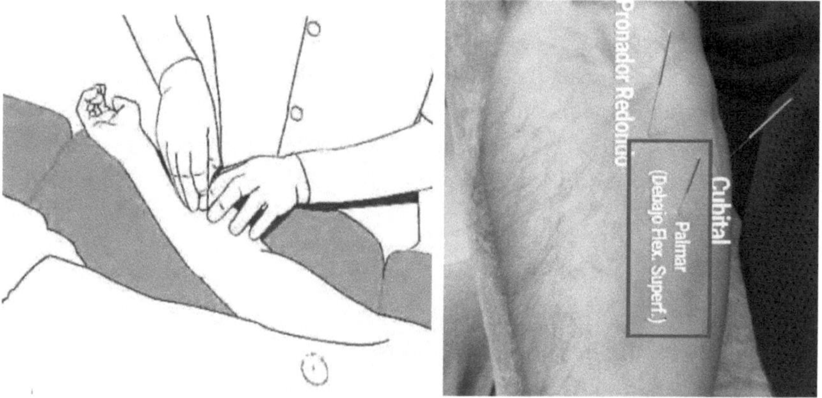

Figura 44. PS en PGM del palmar largo (40).

- Peligros y precauciones (129, 130):
  - Riesgo de punción nerviosa: Superficialmente, existe el riesgo de que la aguja contacte con ramas del nervio cutáneo medial del antebrazo. Por lo tanto, es importante introducir la aguja lentamente para evitar complicaciones.
  - Nervio cubital: También existe la posibilidad de contacto con el nervio cubital si se profundiza en exceso y se aplica una inclinación demasiado medial a la aguja.

4.4.16.　Flexores comunes superficial y profundo de los dedos y flexor largo del pulgar.

- Anatomía y dolor referido (131, 132):
  - Tanto el flexor superficial como el flexor profundo de los dedos presentan un patrón de dolor referido similar. Este dolor se manifiesta en el dedo correspondiente donde actúan las fibras que contienen los PGM, irradiándose a menudo hacia el codo en su cara palmar.
  - Sensación de dolor: El dolor puede describirse como una sensación de "relámpago" que se irradia hacia el dedo afectado. Según Kellgren, el flexor común profundo de los dedos puede causar un dolor "articular" en las articulaciones metacarpofalángicas.
  - Flexor largo del pulgar: Los PGM del flexor largo del pulgar provocan un dolor similar, que se extiende a lo largo de la cara anterior del pulgar hasta la punta de su falange distal.
- Dificultades clínicas (131, 132):
  - Identificación: Debido a la ubicación profunda de los PGM en estos músculos, no son palpables directamente, y no se pueden identificar bandas tensas. La sospecha de PGM se basa en la clínica del paciente, quien puede experimentar dolor y dificultades al utilizar herramientas que requieran pinza o prensión digital, como tijeras.
  - Restricción de movilidad: Una forma de evaluar la función es pidiendo al paciente que coloque las palmas de las manos enfrentadas, con las caras palmares de los dedos bien pegadas. Al realizar la extensión de ambas muñecas, si las fibras de algún flexor de los dedos albergan PGM, el dedo correspondiente no podrá mantenerse pegado a su homónimo de la otra mano, tendiendo a flexionarse. Esto ocurre porque la extensión del dedo compite con la extensión de la muñeca.

- Síntomas (131, 132):
  - Dolor: Localizado en los dedos afectados, con posibles sensaciones de "relámpago".
  - Debilidad: En los movimientos de prensión digital, que puede afectar actividades cotidianas.
- PS (131, 132):
  - Técnica de Punción: La punción de los PGM en los músculos flexores comunes de los dedos y el flexor largo del pulgar se realiza de manera similar a la técnica utilizada para el palmar largo y el flexor radial del carpo, pero utilizando una aguja de 0,25 mm x 40 mm o 0,30 mm x 50 mm.
  - Posición del Paciente: El paciente debe estar en decúbito supino, con el antebrazo en supinación y el codo extendido, para facilitar la localización de los PGM.

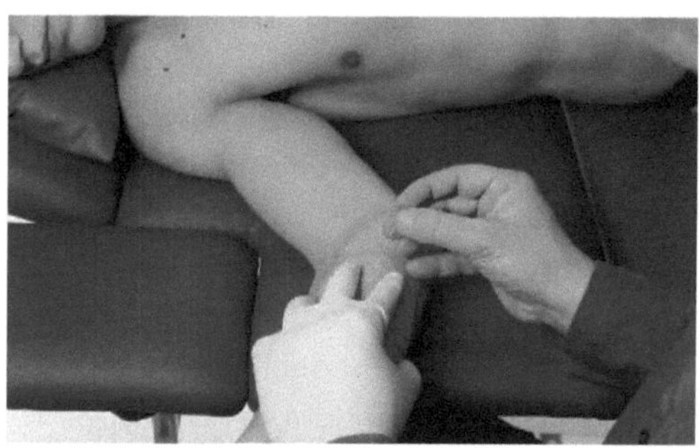

Figura 45. PS en PGM para flexores comunes superficial y profundo de los dedos y flexor largo del pulgar (66).

- Peligros y precauciones (131, 132):
  - Riesgo de punción nerviosa: Dependiendo de la ubicación del PGM, existe el riesgo de que la aguja contacte con el nervio mediano o el nervio cubital. Esto, combinado con el tipo de dolor "relampagueante" que a veces causan estos PGM, puede generar dudas sobre si se ha tocado un PGM o un nervio.
  - Ecoguiado: Se podría considerar el uso de punción ecoguiada para evitar estructuras neurovasculares, especialmente si no se puede garantizar la seguridad durante la punción.
  - Normas de prevención: Si no se utiliza ecografía, es crucial seguir las normas de prevención para evitar la punción de nervios,

manteniendo los dedos de la mano libres para que se puedan mover en caso de que ocurra una respuesta de "relámpago" (REL). Esto ayudará a decidir si la aguja ha tocado un nervio o un PGM.

4.4.17.   Pronador cuadrado.

- Contexto y síntomas: La literatura no ha documentado ampliamente la existencia de PGM en el pronador cuadrado, pero un estudio realizado por Hwang et al. investigó los síntomas referidos de este músculo en una muestra de 35 hombres sanos. Estos pacientes recibieron inyecciones intramusculares de suero salino hipertónico (0,3 ml al 16%) guiadas por electromiografía. Los resultados mostraron dos patrones predominantes de dolor referido (133, 134):
  - Patrón 1: Descripto por el 57% de los sujetos, se extendía a lo largo del borde cubital del antebrazo y la mano, alcanzando en algunos casos el epicóndilo medial y el quinto dedo. El dolor más intenso se experimentaba en la base del quinto dedo.
  - Patrón 2: Descripto por el 29% de los sujetos, se proyectaba principalmente de forma distal, cubriendo los terceros y cuartos dedos, con el dolor más intenso en la parte media de la porción distal del antebrazo, tanto por la cara dorsal como por la volar.
  - Todos los participantes en el estudio calificaron su dolor con un nivel de 9 sobre 10 o superior, describiéndolo como profundo, difuso y pulsátil. Algunos también reportaron entumecimiento o hormigueo en la zona afectada.
- Mecanismos de activación: El pronador cuadrado puede activarse por actividades diarias o laborales que implican sobrecarga, como escurrir ropa o aflojar tornillos. Se sugiere que si un paciente presenta activación de un PGM en este músculo, es probable que los síntomas sean similares a los descritos anteriormente. Se reportó un caso exitoso de diagnóstico y tratamiento de un PGM en el pronador cuadrado en un paciente con dolor en la muñeca y la mano, tras una fractura de muñeca consolidada. Se recomiendan incluir los PGM del pronador cuadrado en el diagnóstico diferencial de pacientes con dolor en la distribución de los dermatomas C7-C8 o áreas inervadas por los nervios mediano y cubital, especialmente en ausencia de patología neurológica (133, 134).
- PS (133, 134):
  - Técnica de Punción: Debido a la ubicación del pronador cuadrado, que es volar pero más cercano a la parte dorsal, se recomienda

realizar la punción desde la cara dorsal, donde hay menos estructuras neurovasculares.

- Para encontrar el PGM, se recomienda palpar alternativamente por ambas caras del antebrazo hasta localizar un punto doloroso que reproduzca el dolor del paciente. La punción se realiza utilizando una aguja de 0,25 mm x 40 mm, penetrando hasta aproximadamente 25 mm en dirección dorsovolar.
- Posición del Paciente: El paciente debe estar en decúbito supino, con el antebrazo en pronación.
- Guía de la Aguja: Avance la aguja hasta sentir que se ha atravesado la membrana interósea, que ocurre antes de atravesar la parte profunda del músculo.

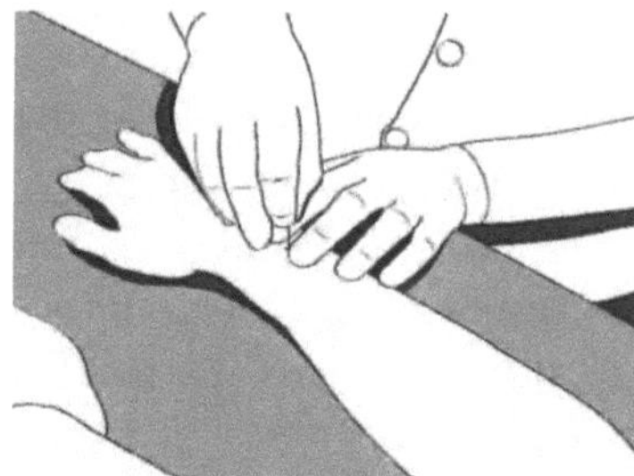

Figura 46. PS en PGM para pronador cuadrado (40).

- Peligros y Precauciones: El principal peligro radica en la posibilidad de dañar estructuras neurovasculares. Aunque estas estructuras se encuentran generalmente por delante del pronador cuadrado, hay riesgo de contacto con el nervio cubital o el nervio mediano si se inserta la aguja demasiado profunda o se inclina en direcciones inadecuadas. Para mayor seguridad, se puede realizar la punción guiada por electromiografía. Es esencial seguir las normas de prevención para evitar la punción de un nervio, y tener especial cuidado al avanzar la aguja en los primeros milímetros para evitar el nervio cutáneo dorsal del antebrazo (133, 134).

4.4.18.   Eminencia tenar.

- Contexto y síntomas: Aunque no se han descrito PGM en el abductor corto del pulgar, sí se han identificado en otros músculos de la eminencia tenar, como el aductor del pulgar, el oponente del pulgar y el flexor corto del pulgar. Los patrones de dolor referido más habituales son (134, 135):

- Aductor del Pulgar: El dolor se localiza en la cara externa del pulgar y en la base del pulgar. Puede extenderse a la superficie palmar de la primera articulación metacarpofalángica, al codo del pulgar, a la eminencia tenar y a la cara dorsal del primer espacio interdigital.
- Oponente del Pulgar: El dolor se manifiesta en la superficie palmar de la mayor parte del pulgar y en una pequeña área en la parte radial de la cara volar de la muñeca.
- Mecanismos de activación: El dolor en estos músculos puede aparecer al realizar tareas que requieren manipulación precisa, como escribir, ponerse ropa o abrochar un botón. También es común que los pacientes reporten sensación de debilidad en actividades que demandan la pinza prensil del pulgar. Además, la presencia de PGM en músculos relacionados como el supinador, el extensor radial largo del carpo, el braquiorradial, el braquial y los escalenos puede generar dolor referido al primer espacio interdigital, sugiriendo la necesidad de incluir estos músculos en el tratamiento (134, 135).
- PS de los músculos de la eminencia tenar (134, 135):
  - Aductor del Pulgar:
    - Posición del Paciente: Decúbito supino con el codo ligeramente flexionado y el antebrazo en pronación.
    - Palpación: Localizar el músculo en pinza con el pulgar en la cara dorsal del primer espacio interdigita.
    - Aguja: Se recomienda una aguja de 0,16 mm x 25 mm, que se introduce desde la cara dorsal de la mano, atravesando si es necesario el primer interóseo dorsal y dirigiéndola hacia el dedo adyacente.

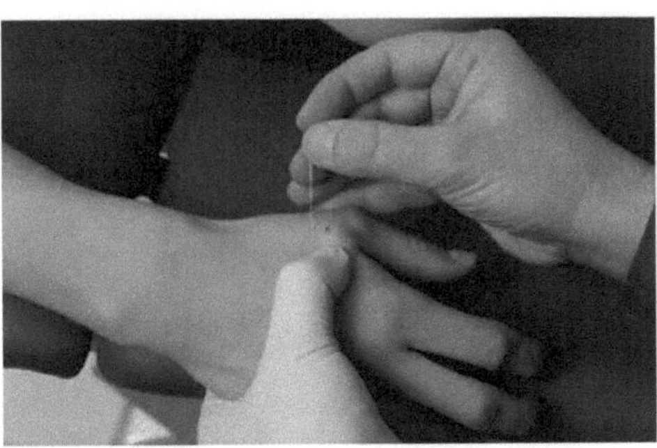
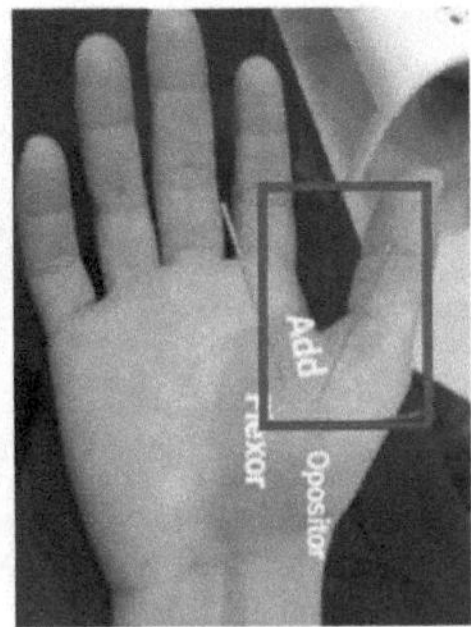

Figura 47. PS en PGM del aductor del pulgar (66).

- Oponente del pulgar:
  - Posición del Paciente: Decúbito supino con el codo extendido y el antebrazo en supinación.
  - Aguja: Utilizar una aguja de 0,16 mm x 25 mm, dirigiéndola en dirección anteroposterior hacia el PGM. Asegurarse de que la mano palpadora no impida el movimiento de oposición del pulgar, buscando contacto óseo para confirmar que se ha atravesado el músculo.

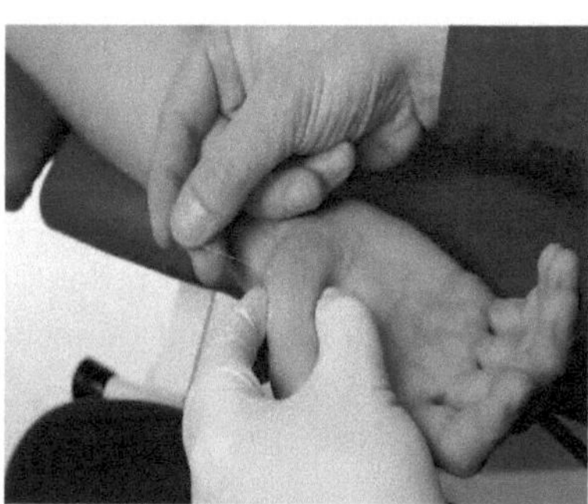
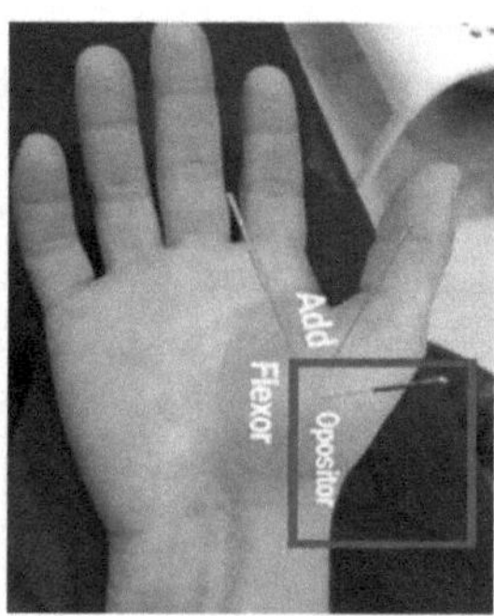

Figura 48. PS en PGM del oponente del pulgar (66).

- Flexor corto del pulgar:
  - Posición del Paciente: Igual que para el oponente.
  - Palpación: Identificar el tendón del flexor largo del pulgar, palpando a sus lados en busca de un punto doloroso, generalmente situado radially respecto al tendón.
  - Aguja: Se introduce una aguja de 0,16 mm x 25 mm hacia el PGM.

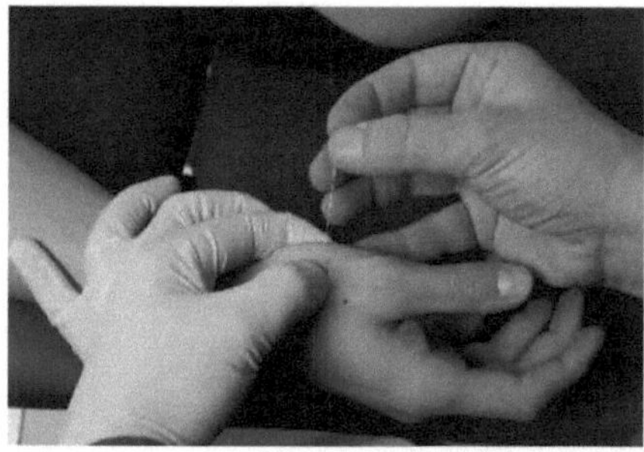
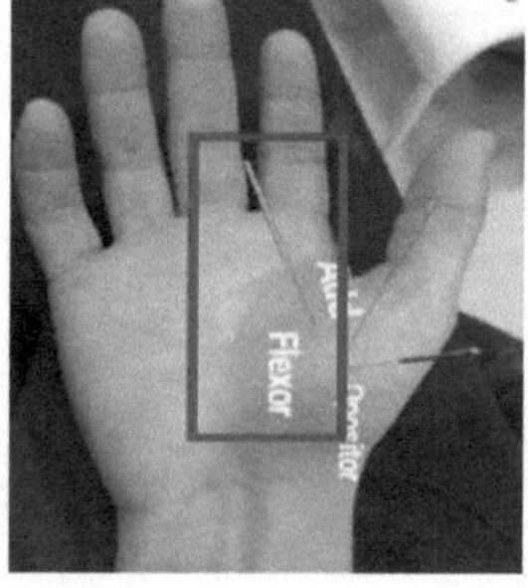

Figura 49. PS en PGM del flexor corto del pulgar (66).

- Peligros y precauciones (134, 135):
  - Riesgos Vasculares: Las ramas de la arteria radial y la vena cefálica están presentes en la eminencia tenar. La punción de estos vasos puede causar dolor punzante y sangrado excesivo, por lo que se debe realizar una compresión adecuada durante la punción y asegurar una correcta hemostasia.
  - Riesgos Neurológicos: La rama motora profunda del nervio cubital y los nervios digitales palmares comunes pueden verse afectados, por lo que es crucial adoptar precauciones adecuadas al realizar la punción.

4.4.19.   Eminencia hipotenar.

- Síntomas y dolor referido: El patrón de dolor referido del músculo abductor del meñique se extiende a lo largo del borde cubital del quinto dedo, llegando hasta la articulación interfalángica distal. Este patrón es similar al dolor que provocan los músculos interóseos. La presencia de PGM en este músculo está asociada con nódulos de Heberden en la articulación interfalángica distal, así como con hiperalgesia (aumento de la sensibilidad al dolor) en esa área. Aunque no se han descrito puntos gatillo en el flexor corto ni en el oponente del meñique, es posible que estos músculos estén relacionados con el dolor en la eminencia hipotenar, el quinto metacarpiano y el propio meñique (136, 137).
- PS: La punción seca del abductor del meñique puede realizarse de dos formas, dependiendo de cómo se haya localizado el punto gatillo durante la palpación (136, 137):
  - En plano:
    - Palpación: El músculo se presiona contra el borde cubital del hueso metacarpiano.
    - Aguja: Se utiliza una aguja de 0,16 mm x 25 mm, que se inserta en dirección hacia el hueso. El paciente debe tener la mano en supinación (palma hacia arriba).
  - En pinza:
    - Palpación: El músculo se toma en pinza.
    - Aguja: Se inserta por la cara dorsal de la mano, también con una aguja de 0,16 mm x 25 mm. La mano del paciente debe estar en pronación (palma hacia abajo).

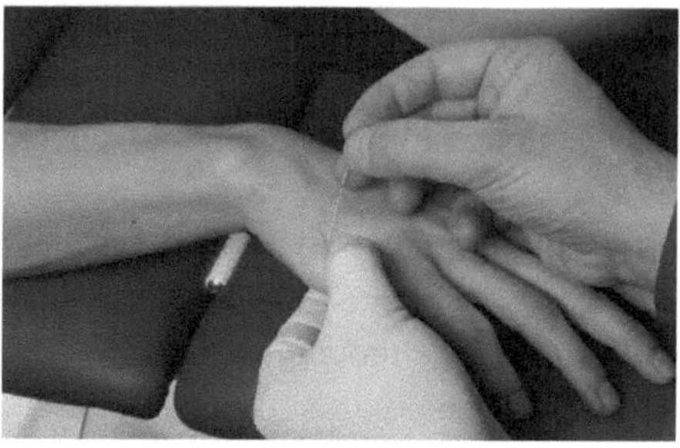

Figura 50. PS para PGM en abductor del meñique (66).

- Peligros y precauciones: Dado que por la zona pasan varios ramos nerviosos, tanto cutáneos (ramo palmar del nervio cubital, nervios digitales palmares comunes y propios) como musculares (ramos superficial y profundo del nervio cubital), es esencial seguir las precauciones indicadas en los protocolos de seguridad para evitar lesiones en estas estructuras (136, 137).

4.4.20.   Interóseo y lumbricales del meñique.

- Síntomas y dolor referido: El patrón de dolor referido de los interóseos dorsales y palmares se proyecta hacia el dedo en el que se inserta el músculo afectado, concentrándose particularmente en la articulación interfalángica distal de ese dedo. Aún no se ha establecido una diferenciación clara entre el dolor referido por los interóseos dorsales, palmares y lumbricales. El patrón de dolor del primer interóseo dorsal incluye una componente de dolor profundo en el dorso de la mano que puede extenderse hasta la palma e incluso afectar la cara dorsal del quinto dedo. Se han vinculado los PGM en estos músculos con la presencia de nódulos de Heberden en las articulaciones interfalángicas distales y con hiperalgesia en esas zonas. Se ha observado que el tratamiento de los PGM puede reducir el dolor articular y, en algunos casos, incluso disminuir el tamaño de los nódulos. Sin embargo, esta relación necesita más estudios rigurosos para ser verificada. También se ha reportado una interrelación frecuente entre la osteoartritis de las manos y los PGM de los interóseos y lumbricales, observándose que una biomecánica manual alterada por la osteoartritis puede causar PGM, y estos a su vez agravar la condición artrósica. Los pacientes con PGM en estos músculos suelen presentar dolor, rigidez y debilidad en las manos, lo que dificulta actividades como escribir, vestirse o realizar tareas manuales. Profesiones que requieren precisión con las manos, como la costura, la pintura, o la mecánica, pueden actuar como factores desencadenantes de los PGM (136, 137).

- PS (136, 137):
  - Punción de los interóseos:
    - Posición del paciente: decúbito supino, con el codo extendido y el antebrazo en pronación.
    - La mano palpadora del terapeuta sujeta la mano del paciente para facilitar el movimiento de los dedos, permitiendo identificar la respuesta de espasmo local (REL) que delatará la presencia de un PGM en los interóseos dorsales o palmares. La aguja utilizada es de 0,16 mm x 25 mm, insertándose desde el dorso de la mano en dirección al dedo afectado.
    - En el caso del primer espacio interóseo, se palpa el músculo con el pulgar en el dorso y el índice en la palma, dirigiendo la aguja hacia el área de hiperalgesia.
  - Punción de los lumbricales:
    - Posición del paciente: decúbito supino con la mano en supinación. La aguja se introduce por la cara palmar de la mano, con el pulgar del terapeuta palpando el músculo.
    - Si la piel del paciente lo permite, se usa una aguja de 0,16 mm x 25 mm, aunque si la piel es más dura, puede ser necesaria una aguja más gruesa de 0,25 mm x 25 mm, lo que aumenta la molestia debido a la alta sensibilidad cutánea en esa zona. Dependiendo de la tolerancia del paciente, puede ser conveniente usar anestesia tópica o frío para disminuir el dolor.

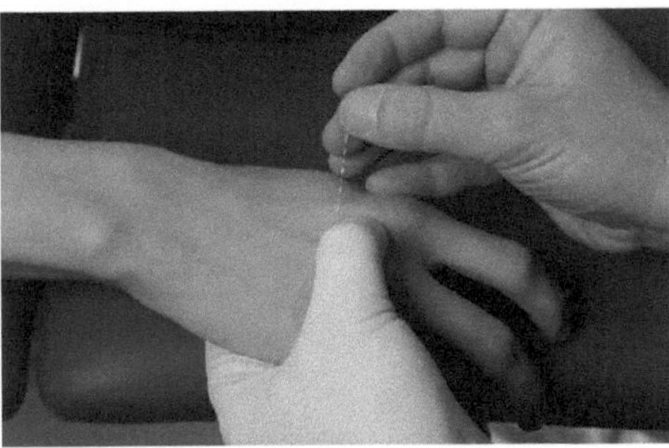

Figura 51. PS en PGM para interóseos y lumbricales del meñique (66).

- Peligros y precauciones (136, 137):
    - Interóseos: Hay que tener precaución con las estructuras nerviosas y vasculares que pasan por la zona, como los nervios digitales palmares comunes (procedentes del nervio mediano y cubital), y los nervios digitales dorsales (procedentes de los nervios radial y cubital), además de las ramas arteriales de las arterias radial y cubital, y las venas metacarpianas dorsales y palmares. Puncionar un vaso puede aumentar el dolor pospunción si no se realiza una adecuada hemostasia.
    - Lumbricales: El principal riesgo es la sensibilidad cutánea en la zona palmar, lo que puede hacer la técnica más dolorosa. La aplicación de frío o anestesia local puede mejorar la tolerancia del paciente.

La punción seca ha demostrado ser una técnica terapéutica efectiva en el tratamiento de los puntos gatillo miofasciales (PGM) en los miembros superiores, proporcionando un alivio considerable del dolor y mejorando la funcionalidad de los músculos afectados. Su aplicación en músculos como el trapecio, supraespinoso, romboides, y en los flexores y extensores del antebrazo, evidencia su versatilidad y eficacia en el tratamiento de diversas patologías. Los estudios clínicos indican que la punción seca no solo reduce el dolor localizado, sino que también mejora la movilidad articular y alivia el dolor referido en estructuras cercanas.

La estimulación directa de los PGM en el miembro superior facilita la desensibilización de áreas hipersensibles, mejorando la función motora y disminuyendo la discapacidad. No obstante, es crucial que el fisioterapeuta cuente con la formación adecuada para realizar la técnica, minimizando riesgos como el daño a estructuras nerviosas, vasculares o el neumotórax en áreas delicadas como el tórax y el hombro. Además, se necesitan más investigaciones que profundicen en los mecanismos de acción y en la efectividad de protocolos específicos para distintas poblaciones.

En conclusión, la punción seca en los miembros superiores constituye una herramienta valiosa en el tratamiento fisioterapéutico, ayudando en el manejo del dolor y en la recuperación funcional. Su integración en un enfoque terapéutico integral puede potenciar los resultados clínicos y mejorar la calidad de vida de los pacientes con afecciones musculoesqueléticas.

REFERENCIAS BIBLIOGRÁFICAS.

1. Simons, D.G., Travell, J.G., Simons, L.S. (2002). Dolor y disfunción miofascial: El manual de los puntos gatillo. Mitad superior del cuerpo, 2ed. Madrid: Editorial Médica Panamericana. ISBN: 9788479035754.
2. Dommerholt, J., Fernández, C. (2018). Trigger Point Dry Needling: An Evidenced and Clinical-Based Approach. 2ª edition. Elselvier. ISBN: 978-0702074165.
3. American Physical Therapy Association (APTA). (2012). Physical therapists and the performance of dry needling. 1-141.
4. Baldry, P. (2005). Acupuncture, trigger points and musculoskeletal pain. 3rd ed. Churchill Livingstone. ISBN: 978-0443066443.
5. Hong, C.Z. (1994). Lidocaine injection versus dry needling to myofascial trigger points: The importance of the local twitch response. American Journal of Physical Medicine and Rehabilitation. 73(4): 256-263.
6. Cummings, T.M., White, A.R. (2001). Needling therapies in the management of myofascial trigger point pain: A systematic review. Archives of Physical Medicine and Rehabilitation. 82(7): 986-992.
7. Tough, E.A., White, A.R., Cummings, T.M., Richards, S.H., Campbell, J.L. (2009). Acupuncture and dry needling in the management of myofascial trigger point pain: A systematic review and meta-analysis of randomized controlled trials. European Journal of Pain. 13(1): 3-10.
8. Kietrys, D.M., Palombaro, K.M., Azzaretto, E. (2013). Effectiveness of dry needling for upper-quarter myofascial pain: A systematic review and meta-analysis. Journal of Orthopaedic and Sports Physical Therapy, 43(9): 620-634.
9. Peuker, E.T., White, A. (1999). Anatomy for the clinical practice of acupuncture. Clinical Anatomy. 12(3): 174-182.
10. Ernst, E., White, A.R. (2001). Prospective studies of the safety of acupuncture: A systematic review. American Journal of Medicine. 110(6): 481-485.
11. Cummings, T.M., Baldry, P. (2007). Regional myofascial pain: Diagnosis and management. Best Practice and Research Clinical Rheumatology. 21(2): 367-387.
12. Aldlyami, E., Kulkarni, A., Reed, M.R., Muller, S.D. (2010). Partington Latex-free gloves: safer for whom? J. Arthroplasty. 25: 27-30.

13. Mayoral, O. (2009). Punción seca de los puntos gatillo: Una técnica sencilla para el tratamiento del dolor miofascial. Fisioterapia. 31(3): 126-134.

14. Ernst, E., White, A. (2001). Acupuncture and dry needling safety review: Infection risks and prevention. American Journal of Medicine. 110(6): 481-485.

15. Peuker, E.T., White, A. (1999). Anatomical considerations and needle safety in acupuncture. Clinical Anatomy. 12(3): 174-182.

16. Dann, J.J., Eckstein, M. (1992). The occurrence of infections with skin punctures: A prospective study of 5,000 punctures without skin preparation. Journal of Clinical Medicine. 8(4): 405-411.

17. Wit, M.J., Johnson, L.C., Baker, S.J. (1997). Risk of infections in trigger point dry needling: A review of 230,000 cases. Acupuncture in Medicine. 15(1): 35-40.

18. Zhang, X., Li, J., Zhou, Q. (2009). Infections in acupuncture and dry needling: Bacterial and viral complications. Chinese Journal of Traditional Medicine. 15(3): 21-28.

19. Rosenblatt, M.A., Abelson, S.A. (2005). Complications and safety considerations in acupuncture and dry needling: Puncture accidents and risk management. Pain Medicine. 6(1): 53-59.

20. García, M. J., López, R. A. (2022). Consideraciones sobre la punción seca: contraindicaciones y precauciones. Revista de Fisioterapia y Rehabilitación. 34(2): 123-130.

21. Fernández, A. L., Torres, S. (2021). Efectos de la punción seca en pacientes con condiciones médicas complejas. Journal of Pain Management. 29(4): 45-54.

22. Martínez, P. (2020). Terapia manual y punción seca: una guía práctica para el fisioterapeuta. Editorial Médica Panamericana.

23. Sánchez, T., Ruiz, J. (2019). Fisioterapia y manejo del dolor: enfoques contemporáneos. Elsevier.

24. Pérez, L. (2020). Contraindicaciones en la terapia de punción seca. Avances en fisioterapia. Springer. 245-260.

25. Morales, E. (2018). Evaluación y riesgos en la punción seca. En S. Fernández (Ed.), Terapias contemporáneas en dolor crónico. Editorial Médica. 115-130.

26. Rodríguez, A. (2021). Evaluación de la efectividad y seguridad de la punción seca en pacientes con dolor muscular: un estudio clínico. Tesis de maestría, Universidad de Barcelona.

27. Boyce, J.M., Pittet, D. (2002). Guideline for hand hygiene in health-care settings: Recommendations of the Healthcare Infection Control Practices Advisory Committee and the HICPAC/SHEA/APIC/IDSA Hand Hygiene Task Force. American Journal of Infection Control 30(8): S1-S46.

28. Health Service Executive (HSE). (2009). Standard precautions in health care. Health protection surveillance centre.

29. Strategy for the Control of Antimicrobial Resistance in Ireland (SARI). (2005). Guidelines for hand hygiene in Irish healthcare settings.

30. Ehrenkranz, N.J., Alfonso, B.C. (1991). Failure of bland soap handwash to prevent hand transfer of patient bacteria to urethral catheters. Infection Control and Hospital Epidemiology. 12(11): 654-662.

31. Paulson, D.S., Riccelli, E., Fendler, E. (1999). A comparison of the antimicrobial activity of plain soap, antimicrobial soap, and an alcoholic hand gel. Infection Control and Hospital Epidemiology. 20(6): 396-401.

32. Centro para el Control y la Prevención de Enfermedades (CDC). (2019). Guideline for infection control in healthcare personnel. Morbidity and Mortality Weekly Report. 68(3): 1-32.

33. Health Service Executive (HSE). (2009). Use of personal protective equipment (PPE) in healthcare settings.

34. Yunus, M.B., and Mense, S. (2019). Myofascial pain syndrome and trigger points: Clinical review and pathophysiology. Pain Medicine. 21(2): 179-190.

35. Cagnie, B., Dewitte, V., Barbe, T., Timmermans, F., Delrue, N. (2020). Needling therapies in the management of myofascial trigger points: A systematic review. American Journal of Physical Medicine and Rehabilitation. 99(4): 309-318.

36. Gattie, E., Cleland, J.A., Snodgrass, S.J. (2017). Dry needling for patients with musculoskeletal pain: A clinical commentary. International Journal of Sports Physical Therapy. 12(2): 227-236.

37. Kietrys, D. M., Palombaro, K. M., Azzaretto, E. (2019). Effectiveness of dry needling for upper-quarter myofascial pain: A systematic review and meta-analysis. Journal of Orthopaedic and Sports Physical Therapy. 43(9): 620-634.

38. Shah, J. P., Thaker, N. (2018). Myofascial pain and nociceptive trigger points: Time to integrate dry needling with evidence-based medicine. The Journal of Orthopaedic and Sports Physical Therapy. 48(1): 3-9.

39. Melzack, R., Wall, P.D. (1965). Pain mechanisms: a new theory. Science, 150(3699): 971-979.

40. Dommerholt, J., Fernández-de-las-Peñas, C. (2013). Trigger Point Dry Needling: An Evidence and Clinical-Based Approach. Churchill Livingstone.

41. Shah, J.P., Gilliams, E.A. (2008). Uncovering the biochemical milieu of myofascial trigger points using in vivo microdialysis: An application of muscle pain concepts to myofascial pain syndrome. Journal of Bodywork and Movement Therapies. 12(4): 371-384.

42. Langevin, H.M., Yandow, J.A. (2002). Relationship of acupuncture points and meridians to connective tissue planes. The Anatomical Record. 269(6): 257-265.

43. Hidalgo, J., Torres, M., Mayoral, O., Sanchez, Z., Prieto, S. (2013). Infrared thermography for the detection of myofascial trigger points in patients with neck pain. Medical Physics. 40(7).

44. Dutton, M. (2018). Fundamentals of Musculoskeletal Assessment Techniques. 4th ed. New York: Elsevier.

45. Kettner, N., Ragnarsdottir, M. (2014). The Importance of Medical History and Physical Examination in the Clinical Setting. Journal of Physical Therapy Science. 26(4): 649-653.

46. Gillon, R. (2015). Informed Consent: A Guide for Healthcare Professionals. Journal of Medical Ethics. 41(5): 391-395.

47. Riazi, H., Dyer, C. B. (2016). Informed Consent: Ethical and Legal Considerations in Physical Therapy Practice. Physiotherapy Theory and Practice. 32(1): 37-46.

48. Groves, M. (2016). Documenting Informed Consent in Physical Therapy: An Ethical and Legal Imperative. Journal of Physical Therapy Education. 30(3): 15-22.

49. Schenck, K.L., Hall, R.M. (2018). Legal Considerations in Informed Consent for Physical Therapy. Journal of Legal Medicine. 39(3): 331-344.

50. McEwen, I.R., Pomeranz, B. (2015). Clinical Handbook of Physiotherapy. New York: Wiley.

51. Walker, J.A., Allen, S.S. (2017). Infection Control in Physical Therapy Practice. Journal of Physical Therapy Science. 29(9): 1665-1670.

52. Glover, J.E., Pomeranz, B. (2016). Patient Positioning and Ergonomics in Rehabilitation. Physical Therapy. 96(5): 617-626.

53. Sweeney, J., Murphy, A. (2019). Best Practices for Patient Positioning in Manual Therapy Techniques. Physiotherapy Theory and Practice. 35(2): 136-142.

54. Cummings, T.M., Cummings, T.J. (2015). Dry Needling: A Clinical Perspective. Journal of Manual and Manipulative Therapy. 23(3): 145-155.

55. Dommerholt, J. (2011). Myofascial Trigger Points: Pathophysiology and Evidence-Informed Diagnosis and Management. Journal of Manual and Manipulative Therapy. 19(3): 137-147.

56. Trevelyan, F.C., and Noyes, R.A. (2018). Post-Needling Care: Understanding the Role of Patient Education. Physical Therapy Reviews. 23(1): 22-31.

57. Álvarez, A. (2015). Punción seca: Eficacia en el tratamiento del síndrome de dolor miofascial. Revista Internacional de Medicina y Ciencias de la Actividad Física y el Deporte. 15(59): 245-258.

58. Sato, T., Rosen, J. (2020). Effects of dry needling on muscle pain: a systematic review. Physiotherapy Theory and Practice. 36(4): 428-441.

59. Ursini, T., Tontodonati, M. (2018). The role of inflammation in muscle regeneration. Current Opinion in Rheumatology. 30(1): 38-43.

60. Shah, J.P., Thaker, H. (2023). "Nonmyofascial Trigger Points: A Comprehensive Review." Journal of Pain Research. 16: 107-119.

61. Klein, M.J., et al. (2021). "Non-myo-fascial Trigger Points: An Underrecognized Cause of Pain." Journal of Bodywork and Movement Therapies. 25(4): 767-773.

62. Álvarez, D. J., Rockwell, P. G. (2022). "Understanding Non-Myo-Fascial Pain: A Review of Trigger Points and Related Conditions." Pain Medicine. 23(8): 1433-1442.

63. Meyer, M.F., et al. (2022). "Exploring the Mechanisms Behind Dry Needling in Non-myo-fascial Pain: An Evidence-Based Approach." Clinical Rehabilitation. 36(6): 760-771.

64. Tashjian, R.Z., et al. (2021). "Clinical Approaches to Nonmyofascial Trigger Points." Pain Physician. 24(2): 97-106.

65. Tough, E.A., White, A.R. (2022). "The Role of Dry Needling in Treating Non-Myo-fascial Pain." Current Pain and Headache Reports. 26(6): 455-462.

66. Mayoral, O., Salvat, I. (2021). Fisioterapia invasiva del síndrome de dolor miofascial: Manual de punción seca de puntos gatillo. ISBN: 978-8491103950.

67. Alonso, C., Fernández, C. (2010). Is dry needling effective in the management of myofascial trigger points associated with neck pain? Clinical Journal of Pain. 26(3): 284-292.

68. Gonzalez, L.M., Infante, P., Granados, M., Urresti, F.J. (2015). Myofascial pain syndrome associated with the temporomandibular joint: a review of current management. Journal of Oral and Maxillofacial Surgery. 73(1): 141-147.

69. Jaeger, B., Reeves, J.L. (2009). Myofascial Trigger Point Pathophysiology: Current Concepts. PM&R. 1(2): 180-194.

70. Fernández, C., Cuadrado, M.L. (2014). Myofascial headaches: pathophysiology and management strategies. Expert Review of Neurotherapeutics. 14(3): 311-322.

71. Chou, M., Widmer, C.G. (2010). Management of Myofascial Pain of the Jaw Muscles: A Review. Journal of the American Dental Association. 141(4): 459-467.

72. Gerwin, R. D. (2001). Classification, Epidemiology, and Natural History of Myofascial Pain Syndrome. Current Pain and Headache Reports. 5(5): 412-420.

73. Okeson, J.P. (2013). Management of Temporomandibular Disorders and Occlusion. Elsevier Health Sciences.

74. Stecco, C. (2014). Functional Atlas of the Human Fascial System. Elsevier Health Sciences.

75. Fernández, C., & Arendt, L. (2016). Myofascial Trigger Points: Comprehensive Diagnosis and Treatment. Springer.

76. Hanten, W.P., Olson, S.L., Russell, J.L., Lucio, R.M. (2000). "Effectiveness of a Home Program of Ischemic Pressure Followed by Sustained Stretch for Treatment of Myofascial Trigger Points." Physical Therapy. 80(10): 997–1003.

77. Fernández, C., Dommerholt, J. (2018). Clinical Guide to Musculoskeletal Palpation: A Practical Guide. Elsevier.

78. Bron, C., de Gast, A., Dommerholt, J., Stegenga, B. (2011). "Trigger Points and Central Sensitization in Musculoskeletal Pain Disorders." Pain Medicine. 12(3): 328–333.

79. Bron, C., Dommerholt, J. (2012). "Dry Needling of Myofascial Trigger Points in the Scalene Muscles." Journal of Manual & Manipulative Therapy. 20(4): 208-216.

80. Lewis, J., Tehan, P. (2010). "Thoracic Outlet Syndrome and the Role of Myofascial Trigger Points." Physical Therapy Reviews. 15(2): 135-145.

81. Moseley, G.L., Butler, D.S. (2015). Focal Brain Changes in Chronic Pain: A Review. Neuroscience and Biobehavioral Reviews. 52: 94-104.

82. Cameron, M.H., Monroe, L.G. (2011). "Rehabilitation of the Spine: A Patient-Centered Approach." Journal of Orthopaedic and Sports Physical Therapy. 41(4): 252-259.

83. Elvey, R. (2009). "The Role of the Cervical Musculature in Cervicogenic Headaches." Physiotherapy Theory and Practice. 25(3): 167-179.

84. Kothari, M. J., Zhang, C. (2020). "Cervical Muscles: Function and Dysfunction." Physical Therapy Reviews. 25(1): 4-10.

85. Fernández-de-Las-Peñas, C., & Cuadrado, M.L. (2007). "Tension-Type Headache and Myofascial Trigger Points: A Review of the Literature". Current Pain and Headache Reports. 11(6): 465–472.

86. Hallgren, R.C., Greenman, P.E., Rechtien, J.J. (1994). "Chronic Cervical Pain and Headache: Postural Considerations". Journal of Manipulative and Physiological Therapeutics. 17(6): 375-379.

87. López, C., et al. (2013). "Immediate Effects of Active Stretching on Pain and Pressure Pain Sensitivity Over Myofascial Trigger Points in the Upper Trapezius and Levator Scapulae: A Randomized Controlled Trial". Journal of Manipulative and Physiological Therapeutics. 36(6): 379–387.

88. Chaitow, L., DeLany, J.W. (2011). Clinical Application of Neuromuscular Techniques, Volume 1: The Upper Body (2nd Ed.). Churchill Livingstone.

89. Bron, C., et al. (2011). "Prevalence of Myofascial Trigger Points in Patients with Chronic Shoulder Pain". Journal of Manual & Manipulative Therapy. 19(1): 11-17.

90. Fernández, C., Cleland, J.A., Huijbregts, P. (2015). Manual Therapy for Musculoskeletal Pain Syndromes: An Evidence and Clinical Informed Approach. Elsevier.

91. Shah, J.P., Gilliams, E.A. (2008). "Uncovering the Biochemical Milieu of Myofascial Trigger Points Using in Vivo Microdialysis: An Application of Muscle Pain Concepts to Myofascial Pain Syndrome." Journal of Bodywork and Movement Therapies. 12(4): 371-384.

92. Fernández, C., Simons, D., Cuadrado, M.L., Gerwin, R.D. (2015). Trigger Points and Muscle Chains in Osteopathy. Elsevier.

93. Gatts, S., Currier, L., Baker, R. (2021). "Anatomical, Functional, and Myofascial Insights Into the Teres Minor: Implications for Shoulder Rehabilitation." Journal of Rehabilitation Research and Practice.

94. De la Llave, A.I., Fernández, J., Ortega, R. (2020). "Dry Needling in Myofascial Pain Syndrome: Update and Future Directions." Current Pain and Headache Reports. 24(2): 9.

95. Salamh, P.A., Lewis, J.S. (2021). "Myofascial Trigger Points: An Evidence-Informed Review." Journal of Manual & Manipulative Therapy. 29(3): 147-154.

96. Liu, L., Huang, Q.M., Liu, Q.G., Ye, G., Bo, C.Z., Chen, M.J., Li, P. (2015). Effectiveness of dry needling for myofascial trigger points associated with neck and shoulder pain: a systematic review and meta-analysis. Arch Phys Med Rehabil. 96(5):944-55.

97. Kumar, A., Gupta, K. (2016). Puncture Dry Needling in Myofascial Pain Syndromes: An Overview. International Journal of Clinical Rheumatology. 11(3): 179-189.

98. Hopper, D.J. (2008). The Role of the Latissimus Dorsi Muscle in Shoulder Function: A Biomechanical Review. Journal of Orthopaedic & Sports Physical Therapy, 38(4), 252-258.

99. Hassan, M., Khedher, I. (2021). Management of Myofascial Pain Syndrome: A Review of the Evidence. European Journal of Physical and Rehabilitation Medicine. 57(3): 365-375.

100. Hwang, S.Y., et al. (2015). The Effectiveness of Dry Needling for Myofascial Trigger Points in Musculoskeletal Disorders: A Systematic Review and Meta-Analysis. Physical Therapy. 95(11): 1545-1558.

101. Kumar, V., & Clark, M.L. (2020). Clinical Medicine. Elsevier. ISBN: 9780702078682

102. Urits, I., Charipova, K., Gress, K., Schaaf, A.L., Gupta, S., Kiernan, H.C., et al. (2020). Treatment and management of myofascial pain syndrome. Best Pract Res Clin Anaesthesiol. 34(3):427-448.

103. Ong, J., Claydon, L.S. (2014). The effect of dry needling for myofascial trigger points in the neck and shoulders: a systematic review and meta-analysis. J Bodyw Mov Ther. 18(3): 390-8.

104. Liu, L, Huang, Q.M., Liu, Q.G., Ye, G., Bo, C.Z., Chen, M.J., et al. (2015). Effectiveness of dry needling for myofascial trigger points associated with neck and shoulder pain: a systematic review and meta-analysis. Arch Phys Med Rehabil. 96(5): 944-55.

105. Chys, M., De Meulemeester, K., De Greef, I., Murillo, C., Kindt, W., Kouzouz, Y., et al. (2023). Clinical Effectiveness of Dry Needling in Patients with Musculoskeletal Pain-An Umbrella Review. J Clin Med. 12(3):1205.

106. Dunning, J., Butts, R., Mourad, F., Young, I., Flannagan, S., Perreault, T. (2014). Dry needling: a literature review with implications for clinical practice guidelines. Phys Ther Rev. 19(4):252-265

107. Borg, J., Iaccarino, M.A. (2014). Myofascial pain syndrome treatments. Phys Med Rehabil Clin N Am. 25(2):357-74.

108. Wendt, M., Waszak, M. (2020). Evaluation of the Combination of Muscle Energy Technique and Trigger Point Therapy in Asymptomatic Individuals with a Latent Trigger Point. Int J Environ Res Public Health. 17(22):8430.

109. Mense, S. (2008). Muscle pain: mechanisms and clinical significance. 105(12): 214-9.

110. Espejo, L., Fernández, J., Albornoz, M., Rodríguez, J., De la Cruz, B., Ribeiro, F., Silva, A. (2017). Dry needling in the management of myofascial trigger points: A systematic review of randomized controlled trials. 33: 46-57.

111. Ma, Y.T., Ma, M. (2011). Biomedical Acupuncture for Sports and Trauma Rehabilitation: Dry Needling Techniques. Elsevier Health Sciences.

112. Navarro, M.J., Sanchez, J., Gómez, G.F., Cleland, J.A., López, I., Fernández, C., et al. (2020). Effects of trigger point dry needling on lateral epicondylalgia of musculoskeletal origin: A systematic review and meta-analysis. Clinical Rehabilitation. 34: 1327–1340.

113. Kalichman L., Vulfsons S. (2010). Dry needling in the management of musculoskeletal pain. Journal of the American Board of Family Medicine. 23:640–646.

114. Dommerholt J., Fernández, C., Petersen, S.M. (2019). Needling: Is there a point?. Journal of Manual and Manipulative Therapy. 27 :125–127.

115. Cagnie, B., Dewitte, V., Barbe, T., Timmermans, F., Delrue, N., Meeus, M. (2013). Physiologic effects of dry needling. Current Pain and Headache Reports. 17:348.

116. Charles, D., Hudgins, T., MacNaughton, J., Newman, E., Tan, J., Wigger, M. (2019). A systematic review of manual therapy techniques, dry cupping and dry needling in the reduction of myofascial pain and myofascial trigger points. Journal of Bodywork and Movement Therapies. 23: 539–546.

117. Rodríguez, J., González, B., De Toro, Á., Valera, E., Garrido, E.M., Jiménez, M. (2016). Effectiveness of dry needling on reducing pain intensity in patients with myofascial pain syndrome: A Meta-analysis. Journal of Traditional Chinese Medicine. 36: 1–13.

118. Sánchez, J., Navarro, M.J., Bravo, A., Jiménez, F., Abián, J. (2021). Is Dry Needling Applied by Physical Therapists Effective for Pain in Musculoskeletal Conditions? A Systematic Review and Meta-Analysis. Physical Therapy. 101(3).

119. Tough, E.A., White, A.R., Cummings, T.M., Richards, S.H., Campbell, J.L. (2009). Acupuncture and dry needling in the management of myofascial trigger point pain: A systematic review and meta-analysis of randomised controlled trials. European Journal of Pain. 13: 3–10.

120. Dommerholt, J. (2011). Dry needling Peripheral and central considerations. Journal of Manual & Manipulative Therapy. 19: 223–227.

121. Hall, M.L., Mackie, A.C., Ribeiro, D.C. (2018). Effects of dry needling trigger point therapy in the shoulder region on patients with upper extremity pain and dysfunction: A systematic review with meta-analysis. Physiotherapy. 104: 167–177.

122. Boyles, R., Fowler, R., Ramsey, D., Burrows, E. (2015). Effectiveness of trigger point dry needling for multiple body regions: A systematic review. Journal of Manual & Manipulative Therapy. 23: 276–293.

123. Lew, J., Kim, J., Nair, P. (2021). Comparison of dry needling and trigger point manual therapy in patients with neck and upper back myofascial pain syndrome: A systematic review and meta-analysis. Journal of Manual & Manipulative Therapy. 29: 136–146.

124. Fernández, C., Nijs, J. (2019). Trigger point dry needling for the treatment of myofascial pain syndrome: Current perspectives within a pain neuroscience paradigm. Pain Management Journal. 12: 1899–1911.

125. Butts, R., Dunning, J., Serafino, C. (2021). Dry needling strategies for musculoskeletal conditions: Do the number of needles and needle retention time matter? A narrative literature review. Journal of Bodywork and Movement Therapies. 26: 353–363.

126. Uygur, E., Aktas, B., Özkut, A., et al. (2017). Dry needling in lateral epicondylitis: a prospective controlled study. Int Orthop. 41(11): 2321-2325.

127. Kheradmandi, A., Ebrahimian, M., Ghafarinejad, F., et al. (2015). The effect of dry needling of the trigger points of shoulder muscles on pain and grip strength in patients with lateral epicondylitis: a pilot study. J Rehabil Sci Res. 2(3): 58-62.

128. Sukumar, S., Sukumar, S., Lawrence, M.S. (2014). Effects of static dry needle insertion and trigger point deactivation combined with eccentric

exercises in women with unilateral tennis elbow, a single blinded RCT. Glob J Multidiscip Stud. 4(1): 411-422.

129. Ukumar, S., Lawrence, M., Subhashchandra, R. (2015). Early effects of dry needling and low-level laser therapy in chronic tennis elbow: an experimental study. J Heal Sci Res. 5(1): 187-196.

130. Etminan, Z., Razeghi, M., Ghafarinejad, F. (2019). The effect of dry needling of trigger points in forearm's extensor muscles on the grip force, pain and function of athletes with chronic tennis elbow. J Rehabil Sci Res. 6(1): 27-33.

131. Tekin, L., Akarsu, S., Durmus, O., Cakar, E., Dincer, U., Kiralp, M.Z. (2013). The effect of dry needling in the treatment of myofascial pain syndrome: a randomized double-blinded placebo-controlled trial. Clin Rheumatol. 32(3): 309-15.

132. Hsieh, Y.L., Kao, M.J., Kuan, T.S., Chen, S.M., Chen, J.T., Hong, C.Z. (2007). Dry needling to a key myofascial trigger point may reduce the irritability of satellite MTrPs. Am J Phys Med Rehabil. 86(5): 397-403.

133. Irnich, D., Behrens, J., Gleditsch, J.M., et al. (2002). Immediate effects of dry needling and acupuncture at distant points in chronic neck pain: results of a randomized, double-blind, sham-controlled crossover trial. 99(1-2): 83-89

134. Lorenzo, L., Traballesi, M., Morelli, D., et al. (2004). Hemiparetic Shoulder Pain Syndrome Treated with Deep Dry Needling During Early Rehabilitation: A Prospective, Open-Label, Randomized Investigation. J Musculoskelet Pain. 12(2): 25-34

135. Tsai, C.T., Hsieh, L.F., Kuan, T.S. (2010). Remote effects of dry needling on the irritability of the myofascial trigger point in the upper trapezius muscle. Am J Phys Med Rehabil. 89(2): 133-140.

136. García, R., Tormos, L., Vilanova, P., Morales, R., Pérez, A., Segura, E. (2011). Efectividad de la punción seca de un punto gatillo miofascial versus manipulación de codo sobre el dolor y fuerza máxima de prensión de la mano. Fisioterapia. 33(6): 248-255.

137. Mansfield, C.J., Vanetten, L., Willy, R., Magnussen, R., Briggs, M. (2019). The effects of needling therapies on muscle force production: A systematic review and meta-analysis. Journal of Orthopaedic and Sports Physical Therapy.